Anne Patz - Detlev Patz

Kreative Ruhe-Spiele

Kindgerechte Alternativen zu autogenem Training, Meditation und Yoga

Ettlinger

CIP-Kurztitelaufnahme der Deutschen Bibliothek
Patz, Anne:
Kreative Ruhe-Spiele: kindgerechte Alternativen zu autogenem Training, Meditation und Yoga / Anne Patz; Detlev Patz.-
Ettlingen: Ettlinger Verl., 1995
ISBN 3-921850-98-3
NE: Patz, Detlev:

Die Ratschläge in diesem Buch sind von Autoren und Verlag sorgfältig erwogen und geprüft. Eine Haftung des Autors bzw. des Verlages und seiner Beauftragten für Personen, Sach- und Vermögensschäden sind ausgeschlossen.

2. Auflage 1997

Satz: Alphatronic, 76287 Rheinstetten-Fo.
Druck: Fuldaer Verlagsanstalt, Fulda

ISBN 3-921850-98-3

Inhaltsverzeichnis

Seite

Geleitwort

Heftige Betriebsamkeit hat die Sozialpädagogik erfaßt und kein Anlaß ist anscheinend zu gering, um nicht eine gewinnbringende "Pädagogik" daraus zu kreieren.
Mit erstaunlicher Phantasie im Erfinden neuer Namen und Bezeichnungen für eine - im Grunde - alltägliche Begebenheit, im Anpreisen von Methoden, die das ermöglichen sollen, was uns angeblich abhanden gekommen ist:
Innere Ruhe, Entspannung, Stille, Selbstfindung.

Eigentlich etwas Selbstverständliches. Die andere Seite von Hektik, von Betriebsamkeit, Geschwindigkeit oder was auch immer. Ein Teil von dem, was eben Leben bedeutet.
Entspannung gibt es ja nur dort, wo vorher Spannung herrschte. Stille ergibt sich nur aus dem Lauten, Lärmenden. Und Ruhe nur, wo vordem Unruhe war.
So wie es eine wie auch immer geartete Bewußtseinserweiterung nur für ein bereits vorhandenes Bewußtsein gibt.

Ketzerisch kann gesagt werden, daß erst mit der Einführung von Takt (die Eisenbahnen und Straßenbahnen verkehren im Takt, die Fabriken laufen im Maschinentakt, unser Umgang miteinander geschieht mit Takt, usw.)

unser Leben von seinem natürlichen Rhythmus abgekoppelt wurde.
Wen darf es da wundern, daß mancher Lebensrhythmus da aus dem Takt gerät: Herz- und Atemrhythmusstörungen nennt man so sinnenreich Zivilisationskrankheiten.
Die so beklagten Streßbelastungen des "modernen Freizeitmenschen" in dieser pluralistischen Leistungsgesellschaft kennzeichnen somit die Abwesenheit eines ausgewogenen Lebensrhythmus von Belastung und Entlastung, Spannung und Entspannung, Ruhe und Unruhe.

K.A. Geißler nennt diese "Ent-Rhythmisierung" ökonomisch und ökologisch fatal für alle Systeme unserer Welt. Die Folgen wären für unsere Erde unabsehbar. Wer sehen will, erkennt ja die ökologische Schieflage unseres Planeten. Die Rhythmus-Störungen der Weltwirtschaft werden nicht zuletzt im "Nord-Süd-Gefälle" und den hektischen Reparaturversuchen der Weltbank deutlich.
Der Einzelne wird von Allergien und vegetativen Störungen geplagt.

In diesen Trend passen auch die "vertakteten Reparaturversuche" von A (wie Autogenem Training) bis Z (wie ZEN), die wir im 45 Minuten-Korsett von Seminaren oder Kursen konsumieren wie Pharmaka.

Längst kann die verschiedenen Methoden wohl niemand mehr mit Sicherheit auseinander halten, den ernsthaften Fachmann nicht mehr vom populistischen Scharlatan trennen.
Der Streit um den rechten Weg ist längst dem Kampf um Marktanteile gewichen.

Mit Sorge ist aber jener Trend zu betrachten, der das, was dem Erwachsenen als freies Angebot entgegenkommt, in kindgerechter "pädagogisch wertvoller" Form anbietet.

Keine sozialpädagogische Einrichtung, die etwas auf sich hält, bleibt verschont.
In keinem Rahmenplan, Wochen- oder Monatsthema fehlen Angebote, die Ruhe oder Stille erfahrbar machen sollen, die Konzentration fördern oder was jeweils intendiert sein mag und dies in fertig abgepackten didaktisch-methodisch fein abgewiegten und aufbereiteten Einheiten.

Die einschlägigen Bücher mit Meditationsmärchen, -fabeln und -geschichten, die Cassetten und CD´s mit "meditativer" und entspannender Musik für Kinder, sie haben längst ihren Platz in den Kindergärten und -gruppen gefunden.
Und wie die Instant-Pulver-Packung der klugen Hausfrau in kürzester Zeit einen wohlschmeckenden Kuchen verspricht, so versprechen die Booklets meditative Ruhe,

fördernde Tiefenentspannung und Wohlbefinden nach kürzester Hörzeit.

Wer ließe sich da wohl nicht verführen?
Damit will ich nicht gegen Musikmeditation, entspannendes Märchenerzählen oder Atemübungen argumentieren. Im Gegenteil, sie haben durchaus ihren Platz in der Pädagogik. Genau dort, wo sie am Platze sind. Dort, wo eine genaue Diagnose eine derartige Therapie als erfolgreich anzeigt. Oder wenn es der Rhythmus des Lern- und Erlebensprozesses verlangt, aus dem Geschehen heraus und der jeweiligen Situation entsprechend.

Meine Bedenken richten sich gegen die dargebotene Form der Entspannungs- und Meditationsübungen. Wenn sie mechanisch und in zeitlich abgegrenzter Form durchgeführt werden.

Daß Erzieherinnen / Erzieher oder Eltern eine deutliche Alternative zum gegenwärtigen Trend haben, indem sie sich auf Wesen und Form kindlichen Erlebens - das Spielen - besinnen und dem geklonten Aktionismus einer autogenen Meditation eine deutliche Absage erteilen können, das zeigen Anne und Detlev Patz.

Mit ihren kreativen Ruhe-Übungen bekommen Erziehende eine Hilfe für entspannende, beschauliche und doch anregende Spiele an die Hand, die zur Variation des

Themas geradezu einlädt und den "roten Faden" spinnen hilft.
Kurze Anleitungen, die, auf langatmige Ausführungen und theosophische Überfrachtungen verzichtend, eher Beschreibungen sind, sie lassen ausreichend Raum zur Anpassung an die eigene Gruppensituation, an das jeweilige Geschehen, Raum zur Abwandlung nach der eigenen Erfahrung, dem eigenem Erleben.

Gerade diese "Schlichtheit" der Spielübungen und Vorschläge achtet die Erziehenden als Partner, da sie zum Mitmachen und Weiterdenken auffordern und weniger als spielfertige Rezepte mit "Instant-Garantie" daherkommen.
Bekanntes verbindet sich mit Neuem, traditionelle Spiele und Übungen werden neu gesehen oder neu betont.

Und sie achten die Kinder als lernende, spielende und sich nach eigenem Muster entwickelnde Menschen.

Wer kennt nicht die Versunkenheit von Kindern mit der sie dem langsam der beschlagenen Fensterscheibe herablaufenden Wassertropfen folgen, wie entspannt Kinder die emsig über den Boden krabbelnden Ameisen mit den Augen verfolgen? Wie Kinder, eine Melodie summend, längere Zeit ein und dieselbe Bewegung ausführen können, um dann wieder in eine aktive Spielphase zu wechseln. Oder das eben noch lautstarke Imitieren von

großen Baufahrzeugen unterbrechen, um still etwas zu betrachten?
Diese kindlichen Erlebnismöglichkeiten greifen die beschriebenen Spiele und Übungen auf.

Die verständlich geschriebene Einleitung und fundierte Begründung fordert Zustimmung; manchmal auch zum Überdenken der eigenen Praxis und augenzwinkerndsich-an-die-eigene-Nase-fassen auf.

Diesem neuen Praxisbuch von Anne und Detlev Patz wünsche ich eine weite Verbreitung und ein ertragreiches Wirken.
Auf die nächste (und erweiterte?) Auflage freue ich mich jedenfalls schon heute.

Wilhelm Kaiser, Dipl. Päd.

Ruhige Spiele sind vielseitig

Der Markt boomt. Übungen zur Stille sind in. Ihre Variationen sind vielfältig. Sie reichen vom Vorlesen über Yoga bis hin zu Mentalem und Autogenem Training und noch einer ganzen Menge mehr. Fortbildungsangebote in Hülle und Fülle zu diesem Thema, nicht selten verbunden mit christlichen Inhalten, was hier nicht negativ beurteilt werden soll. Nahezu jede pädagogische Fachzeitschrift hat dieses Thema inzwischen einmal aufgegriffen.

Freudig ergreifen wir diese Strohhalme in der heutigen streßvollen und hektischen Zeit und fühlen uns wohl, wenn wir im Kutschersitz entspannen können oder der Partner seine Hände bei der Partnermassage auf unseren Körper legt. Wer sich intensiv mit Stillen Übungen auseinandersetzt, dürfte noch eine Anzahl weiterer Techniken kennen und benennen, die uns neu erscheinen, es in der Regel aber gar nicht sind.

Daß Stille-Übungen heutzutage ihre Berechtigung haben, mag für die Erwachsenenwelt durchaus gelten. Inzwischen sieht es aber so aus, daß begonnen wurde, diese Übungen „kindgerecht“ zu verändern, damit sie in den Kindergarten und in die Vor- und Grundschule Einzug finden. Für uns stellt sich die Frage, ob das überhaupt notwendig ist und inwieweit diese ruhigen Übungen bei Kindern eigentlich eine Wirkung oder gar Langzeitwirkung erzielen.

Eines ist auch für uns klar: Kinder brauchen Ruhe. Sie benötigen Rückzugsgelegenheiten, um sich zu entspannen. Diese finden sie im Grunde genommen von sich aus.

Vor kurzem konnten wir in einem Kindergarten folgende Situation beobachten: Zwei Mädchen saßen in der Kuschelecke mit je einem Puzzle und beschäftigten sich wohl schon zum x-ten Mal innerhalb einer halben (!) Stunde damit, ein paar Meter weiter spielte eine kleine Gruppe in aller Seelenruhe Vater-Mutter-Kind, draußen tobte sich eine Bande beim Kriegenspielen aus, zwei Sechsjährige saßen dabei im Gebüsch und beobachteten diese Kinder, drei weitere wechselten sich beim Schaukeln ab und zwei Kinder waren zu diesem Zeitpunkt noch ideenlos. Die Gruppenerzieherin rief plötzlich alle Kinder zusammen und ging mit ihnen in ihren Gruppenraum. Dort wollte sie eine Geschichte aus einem Buch vorlesen und die darin vorgeschlagenen Übungen, um die Kinder zu „beruhigen“, mit ihnen durchführen. Die Kinder, aus ihrem Spiel herausgerissen, benötigten fast zwanzig Minuten, um zur Ruhe zu kommen. Jedes hatte innerhalb dieser Gruppe erst einmal ein Redebedürfnis über das, was es bis eben unternommen hatte.
Die Erzieherin hingegen wollte die Kinder doch aber zur Ruhe bringen, was ihr schließlich auch gelang. Sie las die Geschichte vor, spielte die Übungen mit den Kindern

durch, die dieses auch größtenteils über sich ergehen ließen und entließ die Gruppe wieder zum Spielen. Nachdem die Kinder den Gruppenraum nach der organisierten Ruhe verlassen hatten, brauchten fast alle eine größere Anlaufzeit, um wieder zum Spiel zurückzufinden. In dieser Zeit merkte man deutlich ihre Unzufriedenheit darüber, daß sie aus dem ursprünglichen Spiel herausgerissen wurden.
Sicher ist dieses Beispiel nicht alltäglich, es soll aber zeigen, daß Kinder sehr wohl in der Lage sind, ihre eigene Ruhe zu finden und daß Erwachsene diese Zeichen zuwenig erkennen.
An diesem Beispiel soll auch verdeutlicht werden, daß sogenannte ruhige Übungen nicht nach einem Zeitplan eingesetzt werden dürfen. Kinder besitzen diese innere Uhr nicht, sondern leben relativ spontan. Spiel ist ihre Form der Ausgeglichenheit. Wir alle kennen den Spruch: „Wenn kleine Kinder spielen, dann sind sie gesund!“ Und zur Gesundheit gehört auch die innere Zufriedenheit.
Seien wir einmal ganz ehrlich, auch wenn so manche Form der Stille im Kindergartenalltag vielleicht greifen mag, so kann sie die Kinder in ihrer Selbständigkeit nicht voranbringen. Welches Kind wird schon allein Yoga durchführen? Ganz davon abgesehen ist der medizinische Aspekt zum Thema Yoga noch nicht gänzlich erforscht. Es werden schon Stimmen laut, daß Yoga nicht ausschließlich gesund ist, schon gar nicht, wenn es um die Körperhaltung geht.

Entspannungsübungen bedürfen in der Regel einer Geschichte, die sich ein Kindergartenkind nicht allein vorlesen kann. Selbst mit Hilfe des Erwachsenen, der die Rolle des Vorlesers übernimmt, kann diese Entspannung nicht immer gelingen. Was ist, wenn sich das Kind nicht in die Geschichte hineinversetzen kann? Darf es dann nachfragen? Oder muß es ruhig bleiben, damit sich die anderen Kinder konzentrieren können? Die Auswahl einer Geschichte setzt nun einmal voraus, daß Kinder alles, was darin passiert und an Begriffen vorkommt, nachvollziehen und begreifen können. Sonst müssen sie nachfragen dürfen, weil die Geschichte unverarbeitet bleibt und u.U. zu Aggressionen führt, die dann wiederum aufgearbeitet werden müssen. Als Beispiel sei hier nur genannt, daß sich ein Kind, das in der Geschichte beschriebene Rauschen im Blätterwald oder Plätschern des Meerwassers auch vorstellen können muß, sprich, es muß dieses kennen. Sonst wird es passiv oder kann damit nichts anfangen, und es ist Konsument wie beim Fernsehen.

Geschichten aufnehmen und diese gedanklich umsetzen, damit sie einen Effekt erzielen in Form von beruhigender Wirkung, sind u.E. höchste geistige Leistungen, die Kinder nur bedingt erzielen können. Das Lernen des Kindes erfolgt aber über das Tun, das Handeln. Entspannung findet das Kind, wenn es spielt, was übrigens nach Piaget den Ausgeglichenheitszustand darstellt.

Ruhe kann u.E. nicht vom Erwachsenen verordnet werden, wenn das Kind sie nicht will. Einer Kindergartengruppe, der eine Geschichte vorgelesen wird, darf man Nachfragen nicht verwehren, weil durch das Fragen schon der Verarbeitungsprozeß dieser Geschichte beginnt.
Fragen sind für andere Kinder aber wieder Unruheherde, wenn es um Ruhe gehen soll. Was beim Vorlesen für das eine Kind höchste Konzentration und sogar Anspannung erfordert, ist für das nächste Kind schon Kurzweil und Entspannung. Denn in einer Kindergartengruppe finden sich die unterschiedlichsten Entwicklungsstufen und unterschiedliche momentane Befindlichkeiten.
Denken wir an die sogenannten hyperaktiven Kinder, dieser Begriff trifft heute schon auf fast jedes Kind zu, muß sogar überdacht werden, weil es so viele hyperaktive Kinder nicht gibt. Vielmehr scheinen die Erwachsenen nicht in der Lage zu sein, ein aufgewecktes Kind zu ertragen, was auch ein Problem der „Überalterung“ in den pädagogischen Berufen sein kann.
Viele Erzieherinnen und Lehrer klagen darüber, daß sie eine unruhige Gruppe haben, nur wenige drücken dies positiv aus und sprechen von einer interessierten und aufgeweckten Gruppe.
Ob Entspannung im Sinne der Entspannungsmethoden für sogenannte hyperaktive Kinder dann noch richtig ist? Manches Kind benötigt eher eine Tobephase, damit es

sich im Nachhinein entspannter fühlt und ausgeglichener ist.
Alle oben erwähnten Entspannungsmethoden verlangen eine entsprechende Ausbildung. Für uns stellt sich daher die Frage, ob Erzieherinnen ohne diese Zusatzausbildung nur durch Lesen der entsprechenden Lektüre, diese Entspannungsmethoden auch adäquat einsetzen, ohne dem einzelnen Kind vielleicht zu schaden. Langzeituntersuchungen sind noch nicht bekannt.
Wir haben bereits erwähnt, daß nicht jede Entspannungsmethode auf alle Kinder auch wirkt. In einer Kindergartengruppe gibt es aber viele Kinder, die unterschiedlicher Entspannungsmethoden bedürfen.
Es stellt sich für uns weiterhin die Frage, ob es in der Tat ausreicht, dem Kindergarten oder der Schule eine solch verantwortungsvolle Aufgabe zu übertragen. Der Kindergarten soll schließlich familienergänzend arbeiten. Und hierzu braucht er die Eltern. Diese sagen natürlich schnell ja, wenn es darum geht, daß Kinder Ruhe brauchen. Schließlich erhofft man sich diese Ruhe dann wiederum zu Hause.
So können wir dann auch Entspannungsmethoden im Kindergarten anbieten, stellen vielleicht sogar fest, daß diese sich positiv auswirken und das eine oder andere Kind im Kindergarten ruhiger wirkt.
Den Eltern fällt zu Hause aber genau das Gegenteil auf. Das Kind reagiert unruhig und unausgeglichen. Viele Eltern sind dann gar nicht in der Lage, ohne Hilfen des

Kindergartens diese Arbeit zu Hause fortzusetzen. Im ungünstigsten Fall bleibt das Kind mit diesem Problem plötzlich gänzlich allein.

Die Gründe, die die Eltern betreffen, sind vielschichtig. Sie reichen von der leider allzu oft fehlenden Zeit bis hin zum fehlenden Wissen, das durch den Kindergarten oder die Schule allein nicht ausgeglichen werden kann. Bevor wir den Eltern und Kindern Entspannungsmethoden zumuten, müssen wir immer erst die Rahmenbedingungen ändern. Was nützt die schönste Entspannung, wenn sich das Kind nach dem Autogenen Training mit Hilfe des Vaters oder der Mutter erst einmal wieder vor das Fernsehgerät setzt. Wir können nun einmal nicht leugnen, daß die Medienflut ihr Teil dazu beiträgt, daß Kinder unausgeglichen sind. Kinder kommen schließlich nicht zum Spielen, wenn sie stundenlang passiv sind. Die Aussage von Eltern: „Mein Kind schaut nicht viel fern, höchstens drei Stunden am Tag!“ ist gar nicht so selten und verdeutlicht dieses Problem.

Die vielen Stunden, die Erzieherinnen und Lehrer zum Thema Fernsehen auf Elternabenden verbracht haben, dürften den einen oder anderen sicher schon frustriert haben. Viele Eltern hat dies eher animiert, auch ihrem sechsjährigen Sprößling ein Fernsehgerät mit Satelliten- oder Kabelanschluß zu schenken, weil andere Eltern dieses ja eh schon tun. Die Aussage von Eltern: „Am besten kann ich mich vor dem Fernsehgerät entspannen!“ muß auch erst einmal durchbrochen werden.

Auch wenn wir inzwischen wie Don Quichotte dabei gegen Windmühlen anrennen, so muß uns doch klar sein, daß wir mit Entspannungsmethoden eher die Auswirkungen in Grenzen halten als die Ursachen zu bekämpfen.
Wir halten es daher für sinnvoll, wenn Kinder statt der organisierten Entspannung mehr Möglichkeiten erhalten, sich eigene Ruheräume zu schaffen. Dies kann und sollte mit Hilfe aller an der Erziehung Beteiligten geschehen, wenn die Kinder von sich aus keine eigenen Ideen entwickeln. Dieses Handwerkszeug besitzen zumindest Erzieherinnen.
Erinnern wir uns einfach der vielen Methoden und praktischen Tricks, die wir gelernt und die wir zu schnell wieder vergessen haben, weil ständig Neues auf dem Markt ist. Wir wissen doch alle, wie einfach es ist, Kinder sinnvoll zu beschäftigen und ihnen Spaß zu vermitteln. Zeigen wir ihnen wieder Spiele, die in der näheren Umgebung stattfinden können, möglichst ohne viel Materialien, damit auch beim Thema Spielzeug die Reizüberflutung durch den Kindergarten entschärft wird. Gönnen wir den Kindern auch mehr Phasen, in denen sie ihr Spiel selbst gestalten können. Und wenn ein Kind einmal nichts zu tun hat, müssen wir es nicht sofort beschäftigen. Die sogenannte kreative Langeweile, in der das Kind nach neuen Impulsen für sich sucht, ist auch eine Phase der Entspannung, meist nach großer Anstrengung. Das Phänomen, daß der Mensch ständig etwas tun muß, damit er nicht faul oder unkreativ wirkt, gibt es eigentlich nur in

der westeuropäischen Leistungsgesellschaft. Andere Kulturen haben den Menschen mehr zu bieten.
Als Entspannungsanregungen seien hier schon einmal genannt: Höhle bauen, basteln, kuscheln, Ruheecken einrichten und selbst gestalten und so weiter und so fort. Auf den folgenden Seiten finden Sie Spielanregungen, die zur Ausgeglichenheit führen. Vieles davon dürfte Ihnen bekannt sein. Wir wollen damit aber nur Mut machen, daß auch Bewährtes in einer konsumorientierten Zeit durchaus seine Berechtigung besitzt, ohne daß wir deshalb konservativ sein müssen.
Darüber hinaus soll auch noch verdeutlicht werden, daß Spiele, die für uns alt und bekannt sind, für Kinder erst einmal neu und spannend sind und somit interessante Erfahrungen vermitteln. Es gibt nichts Spannenderes und Aufregenderes für ein Kind als eine neue Erfahrung oder Entdeckung zu machen. Diese Art der Aufregung läßt die Kinder aber nicht ausflippen, sondern ist Bestandteil ihrer Entwicklung und führt zu einer inneren Zufriedenheit, sprich Beruhigung.
Kommen wir noch einmal darauf zurück, was Meditation und andere Entspannungsübungen bewirken sollen. Aufgrund gedanklicher Vorstellungen soll die Wahrnehmung des eigenen Körpers über die Sinne erreicht werden. Die Entwicklung des Kindes bis zum zehnten Lebensjahr efolgt jedoch überwiegend über die praktische Erfahrungswelt, auf die sich das geistige Vorstellungsvermögen dann erst aufbaut.

Zusammengefaßt möchten wir erwähnen, daß Entspannungsmethoden u.E. nur wenig greifen und nur einem geringen Teil der Kinder gerecht werden. Von daher haben diese Methoden trotzdem ihre Berechtigung, obwohl sie unserer Meinung nach in den therapeutischen Bereich gehören. Der Kindergarten muß sich zwar der gesellschaftlichen Entwicklung stellen, da er eine familienergänzende Aufgabe besitzt. Er ist und bleibt aber eine Institution für das Kind, das heute leider weniger Hilfen durch die Familie erhält als früher. Von daher kann der Kindergarten u.E. dem Kind überwiegend zu mehr Ausgeglichenheit verhelfen, wenn er ihm ein kindgerechtes Spielangebot beschert, indem es auf vielfältige Weise über alle Sinne individuelle Förderung erhält.

Spiele

Töpfern

Der Umgang mit Ton an sich wirkt sich schon beruhigend auf Menschen aus. Es lohnt sich immer, die Eigenschaften des Materials kennenzulernen.
Am besten läßt man die Kinder beschreiben, wie sie den Ton empfinden. Vorweg können einige kleine Experimente damit veranstaltet werden:

- eine Kugel aus Ton rollen
- die Tonkugel vorsichtig über die Haut gleiten lassen
- verschiedene Körperteile mit der Tonkugel berühren
- den Ton riechen
- die Tonkugel auf den Boden fallen lassen
- vorsichtig mit den Fingern in die Tonkugel hineinbohren

Die Kinder können sich weitere Experimente überlegen und dann anfangen, etwas aus der Tonkugel herzustellen.

Spiele mit Knöpfen

Die Kinder sollen unterschiedliche Knöpfe von zuhause mit in den Kindergarten bringen.
Die Knöpfe werden

- nach Farben sortiert
- zu Formen gelegt
- zu Mosaiken gelegt
- mit Nadel und Faden zu einer Schlange aufgefädelt
- auf Pappe zu einem Bild gelegt

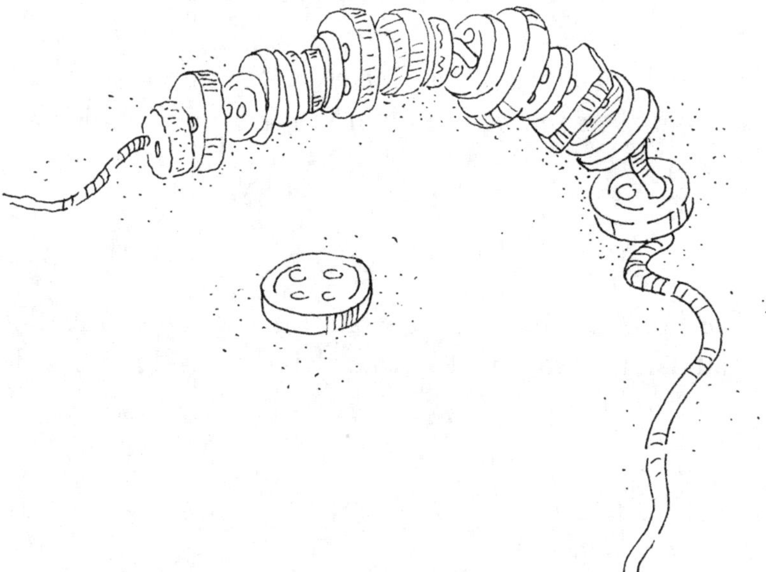

Bauen

Die Kinder erstellen aus unterschiedlichen Materialien Gebäude. Die einzige Bedingung beim Bauen besteht darin, daß die Gebäude nicht mit Absicht zerstört werden dürfen.
Wer kann den höchsten Turm bauen?
Wer erstellt das längste Haus?
Wer kann ein schiefes Haus bauen?
Wessen Haus besteht nur aus einer Farbe?

Als Materialien bieten sich an:

- Schachteln
- Filmdosen
- Becher
- Korken
- Bausteine
- Holzabfälle
- Papierstreifen
- Pappen
- Steine
- Kastanien
- Eicheln

Gehen in Variationen

Dieses Spiel sollte in einem abgegrenzten Raum durchgeführt werden. Materialien werden nicht benötigt. Alle Kinder gehen leise durch den Raum. Die Erzieherin gibt dabei Anweisungen, welche Übungen durchgeführt werden.

- Macht euch ganz groß beim Gehen
- Macht euch ganz klein beim Gehen
- Geht mit geschlossenen Augen
- Geht, ohne ein anderes Kind zu berühren
- Geht rückwärts
- Geht schnell, ohne zu sprechen
- Geht langsam
- Geht auf allen Vieren
- Faßt ein anderes Kind an der Hand und geht mit ihm durch den Raum
- Geht alle im Kreis
- Geht kreuz und quer durch den Raum
- Geht zwischen Stühlen hindurch (vorher Stühle im Raum verteilen)
- Geht auf Linien (vorher mit Kreide auf den Boden zeichnen oder mit Klebeband aufkleben)
- Ein Kind geht vorweg, die Gruppe leise hinterher
- Dasselbe als Partnerspiel, danach Rollenwechsel

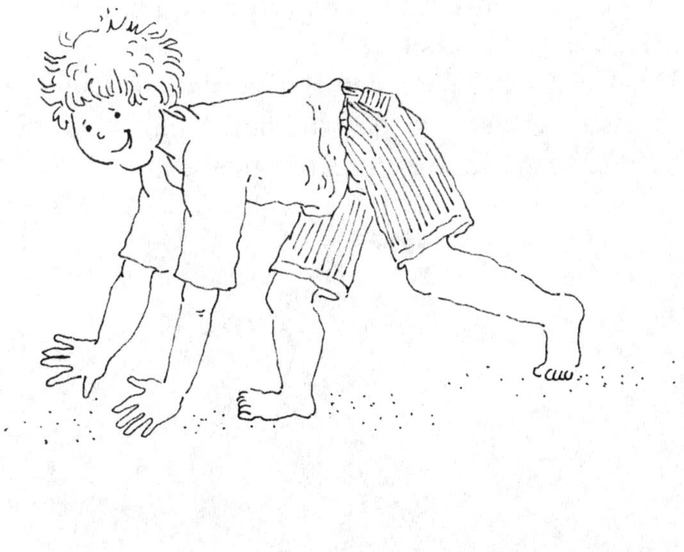

Der Geist mit dem Ball

Die Gruppe sitzt in einem Kreis. Alle Kinder bilden auf diese Weise gemeinsam das Geisterhaus.
Ein Kind steht in der Mitte des Kreises. Es ist der Geist. Der Geist hält einen Softball in den Händen und hat dabei die Augen geschlossen.
Ein Kind wird nun durch ein Zeichen bestimmt und tritt zum Geist in den Kreis. Es ruft ganz leise dem Geist zu: „Geist, Geist wo bin ich?"
Der Geist wirft dann den Ball nach dem Rufer. Trifft er, so ist er erlöst und das rufende Kind wird zum Geist, trifft er nicht, muß er im Kreis bleiben.

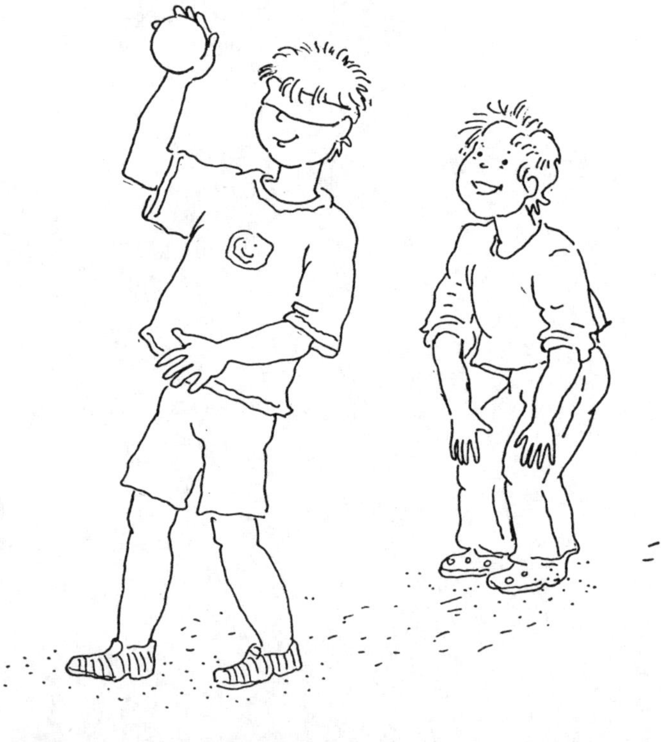

Verstecken

Vor Spielbeginn wird den Kindern ein Gegenstand (Ball, Bild, Murmel usw.) gezeigt. Danach verlassen alle den Raum. Der Gegenstand wird dann im Raum versteckt. Die Kinder bekommen nun die Aufgabe den versteckten Gegenstand zu suchen. Wer ihn gefunden hat, setzt sich ruhig auf einen Stuhl.
Das Spiel ist beendet, wenn alle den Gegenstand gefunden haben.
Variante: wer den Gegenstand entdeckt hat, kann anderen Kindern durch Zeichengeben helfen.

Anschleichen

Ein Kind sitzt mit geschlossenen Augen im Kreis. Ein anderes wird durch ein Handzeichen aufgefordert, sich leise an dieses anzuschleichen. Wird dieses von dem Kind in der Mitte beim Anschleichen bemerkt, so deutet das sitzende Kind auf den Anschleicher, der sich auf seinen Platz zurücksetzen muß. Dann wird ein anderes Kind per Handzeichen bestimmt.
Gelingt es dem Anschleicher, das sitzende Kind zu berühren, so tauschen die beiden miteinander die Rollen und eine neue Spielrunde beginnt.

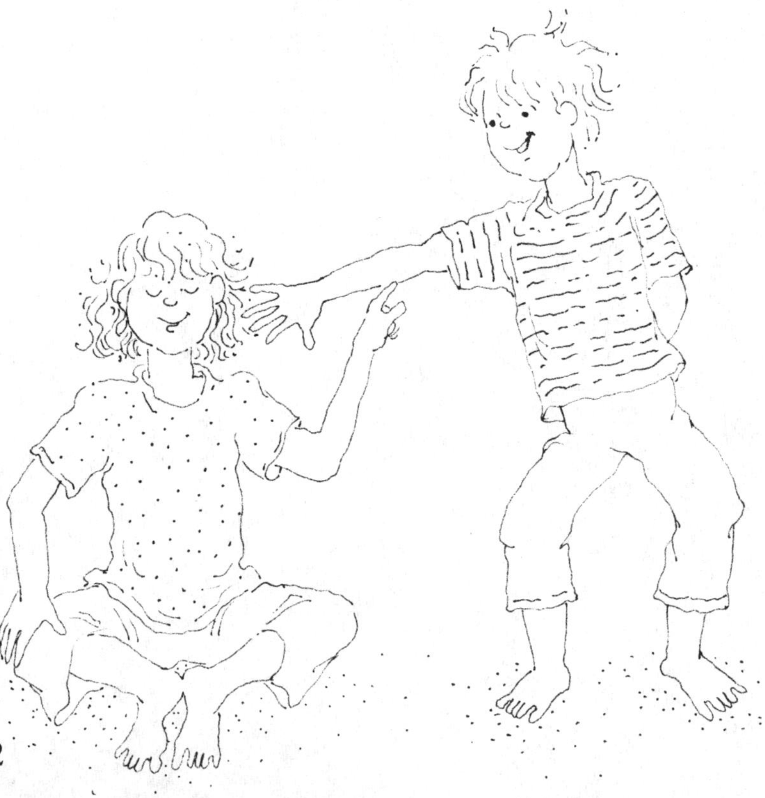

Wo bist du?

Einem Kind werden die Augen verbunden. Alle anderen gehen durch den Raum. Das Kind mit den verbundenen Augen ruft „Halt!“, worauf alle stehenbleiben müssen.
Es ruft dann einen Namen, z.B. „Frederick, wo bist du?“
Der Gerufene antwortet: „Hier bin ich.“
Das Kind mit den verbundenen Augen hat nun die Aufgabe, auf den Gerufenen zuzugehen, der sich nicht von seinem Platz wegbegeben darf.
Bei unerfahrenen Kindern bietet es sich an, daß die anderen Mitspieler eine Helferrolle übertragen bekommen:

- sie können leise rufen
- ein anderes Kind wird zum aktiven Helfer, indem es das Kind zu dem Gerufenen führt

Danach tauschen die beiden Kinder miteinander die Rollen.

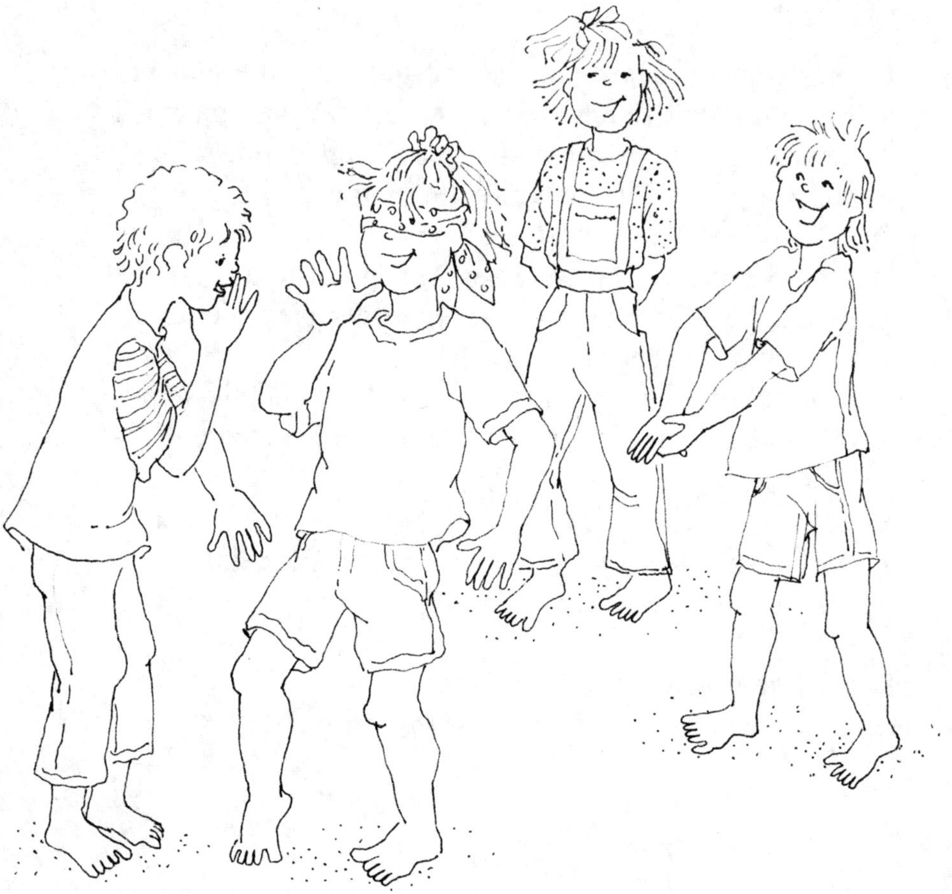

Berühr mich

Zwei Kinder stehen sich in Reichweite mit geschlossenen Augen gegenüber. Ihre Hände sollen sich berühren.
Die Aufgabenstellung ist auch abwandelbar:
Dabei stehen sich die Kinder wieder gegenüber und bewegen sich nicht von der Stelle. Ein Kind hat jetzt die Augen geschlossen. Das Kind, das die Augen geöffnet hat, sagt jetzt an, was sein Partner zu tun hat

- Berühre meine Nase

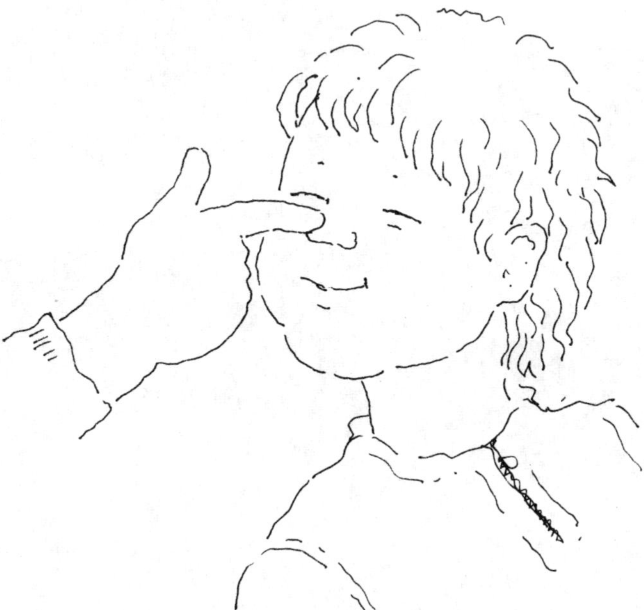

- Berühre meine Haare
- Berühre einen meiner Arme
- Berühre einen meiner Füße

Auf diese Weise können alle Körperteile einmal benannt werden.
Variante: es werden immer die Rollen gewechselt, wenn es dem Kind gelingt, das Körperteil zu berühren.
Hat ein Kind Schwierigkeiten, so kann ihm auch von dem Partner, der die Augen geöffnet hat, geholfen werden, indem dieser dessen Hand zum entsprechenden Körperteil führt.

Was schwimmt?

Dieses Experiment führt bei den Kindern zu allerlei Gesprächsanlässen. Man benötigt neben einigen Gegenständen eine mit Wasser gefüllte Schüssel oder einen Eimer.
Die Kinder sitzen um den Eimer oder der Schüssel herum. In der Mitte liegen verschiedene Dinge. Für jedes Kind sollte mindestens ein Teil vorhanden sein.

- ein Stein
- ein Korken
- ein Stück Papier
- ein kleines Stück Holz
- ein Geldstück
- eine Büroklammer
- ein Radiergummi
- eine Eichel
- eine Kastanie

uvm.

Reihum nimmt nun jedes Kind einen Gegenstand und legt ihn ins Wasser. Es muß vorher sagen, ob dieser Gegenstand auf dem Wasser schwimmt oder untergeht.

Bello, Bello der Knochen ist weg

Ein Kind begibt sich in die Mitte eines Kreises. Es ist Bello, um den die anderen herumsitzen. Bello vergräbt sein Gesicht in den Händen, so daß er nichts sehen kann. Hinter seinem Rücken liegt ein Gegenstand (ein Stück Holz, ein Schlüssel o.ä), der Knochen.
Ein Kind wird durch Handzeichen bestimmt, den Knochen wegzunehmen. Nachdem dies geschehen ist, halten alle Kinder ihre Hände auf dem Rücken und rufen leise: „Bello, Bello der Knochen ist weg!“
Bello dreht sich jetzt um und setzt sich vor das Kind, von dem er glaubt, daß es den Knochen besitzt. Insgesamt darf Bello dreimal raten.
Wenn er richtig rät, tauscht er mit dem entsprechenden Kind die Rollen.

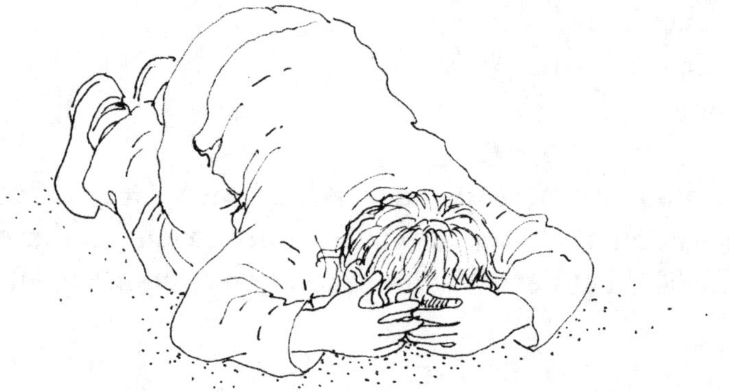

Wo ist der Ring?

Alle Kinder sitzen in einem Stuhlkreis. Ein Kind steht in der Mitte. Die sitzenden Kinder halten ihre Hände auf dem Rücken und lassen einen Ring oder Stein bzw. kleinen Gegenstand hinter ihrem Rücken wandern.
Irgendwann sagt das stehende Kind „Halt!"
Jetzt darf der Ring nicht weitergegeben werden. Das Kind im Mittelkreis muß nun raten, wer den Ring in der Hand hält.
Hat es richtig geraten, tauschen die beiden die Rollen, sonst bleibt es noch eine weitere Runde in der Mitte.

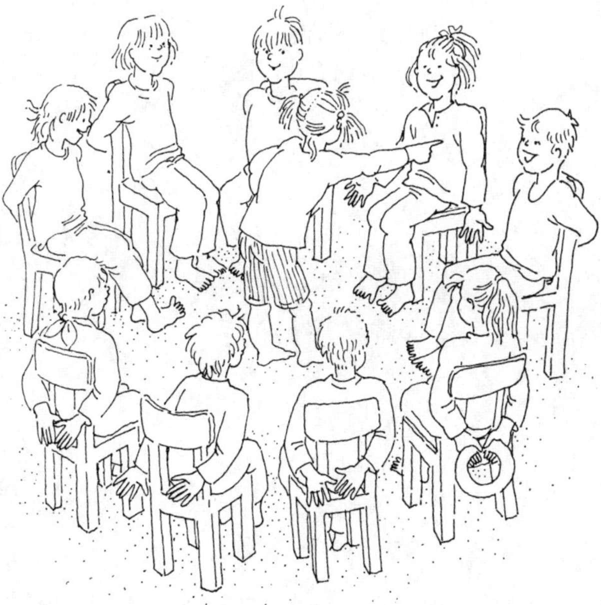

Ball - legen

Mit Kreide werden Kreise auf den Boden gezeichnet. Statt Kreide können auch Gymnastikreifen zur Abgrenzung benutzt werden.
Jedes Kind erhält einen Ball. Es soll nach Aufforderung von seinem Platz aus seinen Ball mit geschlossenen Augen zu einem der Kreise bringen und dort hineinlegen.
Wenn es den Ball hingelegt hat, darf es die Augen öffnen.

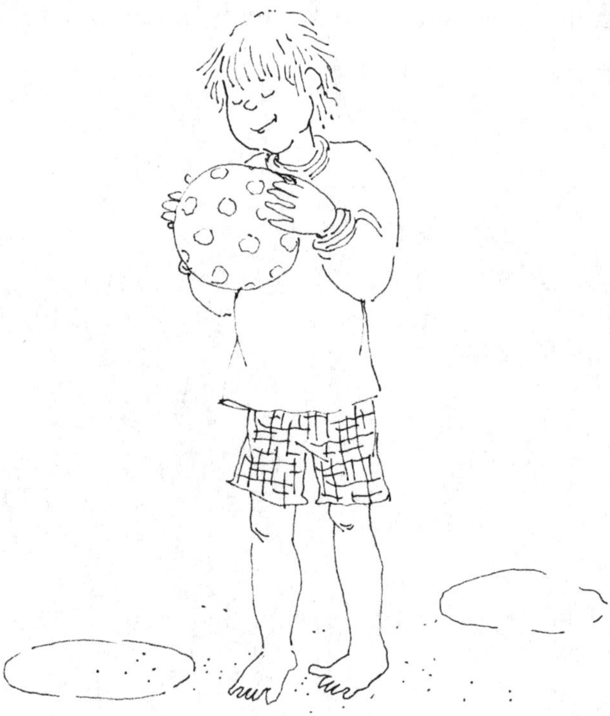

Der Zauberer

Ein Kind ist der Zauberer. Es erhält einen Zauberstab, (zusammengerollte Zeitung) mit dem es die anderen Kinder berühren muß. Wer verzaubert ist, darf nicht mehr sprechen und muß auf seinem Platz stehenbleiben.
Wenn alle verzaubert sind, unternimmt der Zauberer weitere Zaubereien. So kann er vorher ansagen „wen ich jetzt berühre, der muß seinen Arm hochheben".
So können nach und nach alle Körperteile angesprochen werden.

- Augen schließen
- Hand auf den Kopf legen
- hinsetzen
- einem Kind eine Hand auf die Schulter legen
- leise durch den Raum gehen
- sich hinlegen
- ein anderes Kind umarmen
- sich unter einen Tisch legen
- sich auf einen Stuhl setzen

Beim Spielen werden die Kinder noch weitere ruhige Ideen haben.

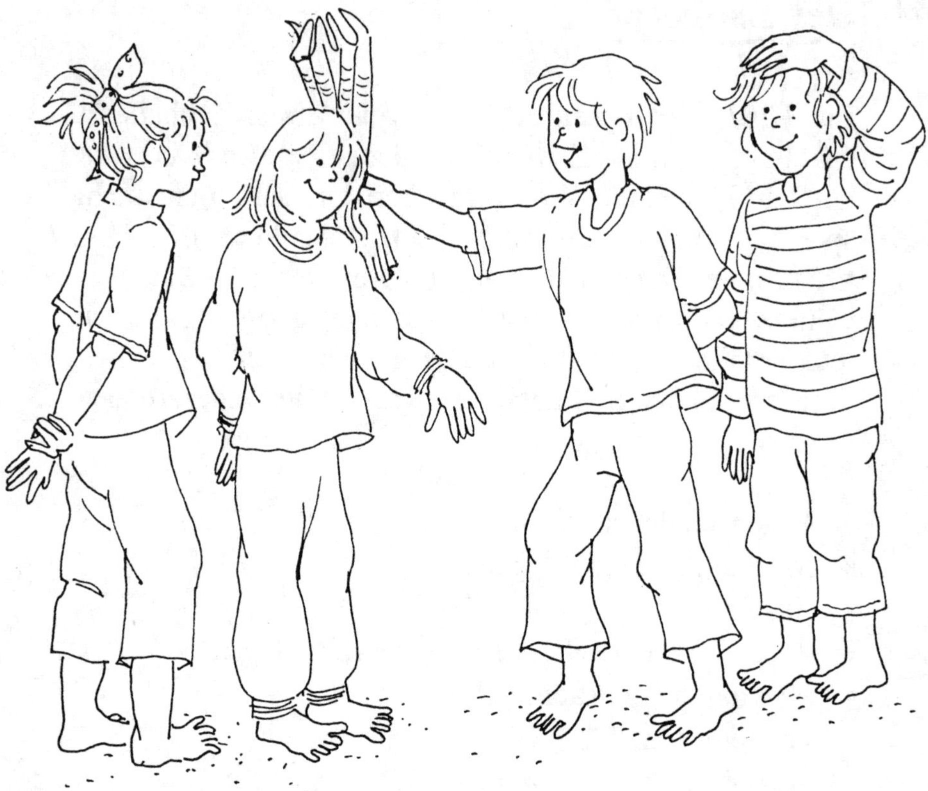

Der Spiegel

Zwei Kinder stehen sich gegenüber. Eins macht eine Bewegung vor, die das andere nachmachen soll.
Z.B. kann es einen Arm hochheben, das andere macht diese Bewegungen nach.
Weitere Möglichkeiten:

- sich hinsetzen
- auf einem Bein stehen
- einmal hochhüpfen
- eine Hand zu einem Auge führen
- die Hände in die Hüften legen
- auf die Zehenspitzen stellen
- auf den Bauch oder Rücken legen
- den kleinen Finger an die Nase führen
- sich am Ohr zupfen
- die Arme vor dem Bauch verschränken

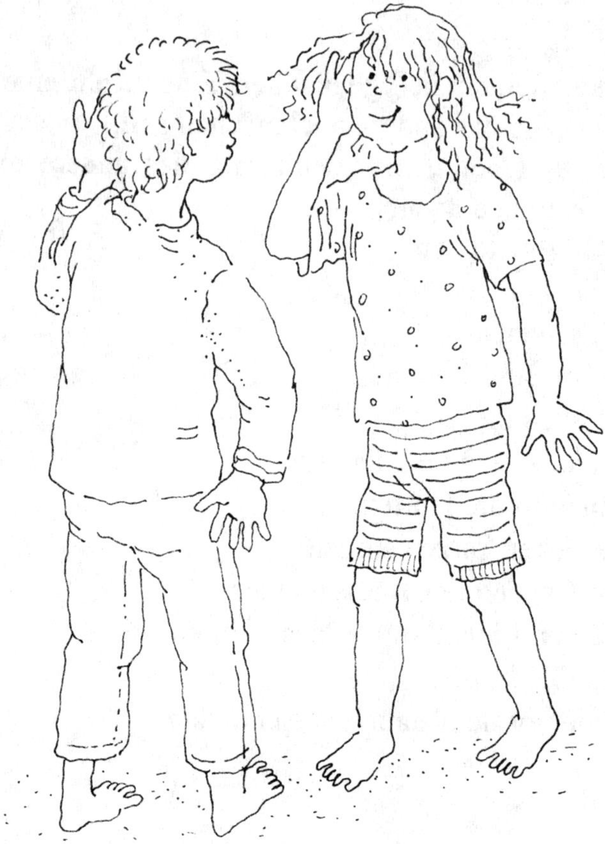

Fühlen

Alle Kinder sitzen zusammen im Stuhlkreis. Auf einer Decke in der Mitte liegen unterschiedliche Gegenstände. Vor Spielbeginn werden die Gegenstände den Kindern vorgestellt, die diese danach noch einmal benennen sollen.
Danach schließt das erste Kind die Augen. Ein anderes nimmt einen Gegenstand und legt es dem Kind mit den geschlossenen Augen in die Hände. Durch Fühlen muß es herausbekommen, um welchen Gegenstand es sich handelt.
Auf diese Weise geht das Spiel reihum weiter.

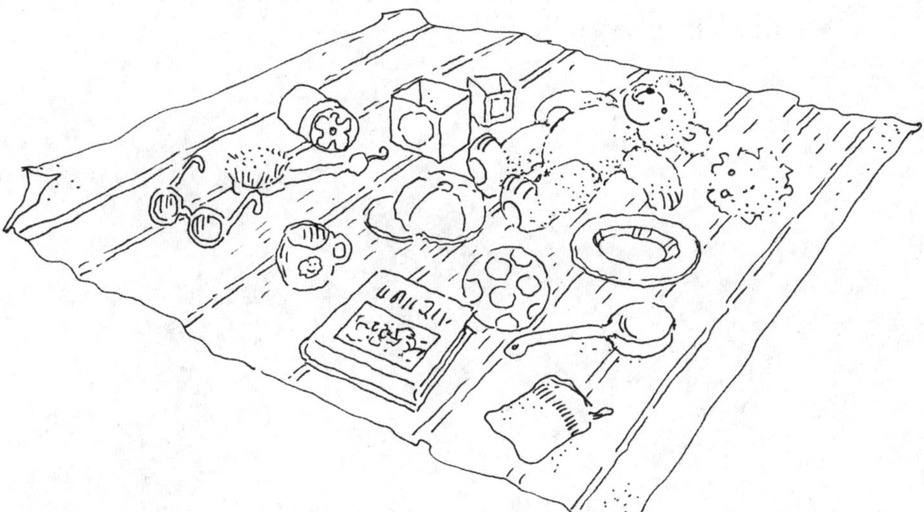

Formen legen

Für dieses Spiel werden Seile, Zeitungsstreifen, Wollfäden, Bauklötze und andere Dinge, die man aneinanderlegen kann, benötigt.
Die Kinder erhalten die Aufgabe, aus den Materialien Formen zu legen. Vor Spielbeginn könnten folgende Anregungen gezeigt werden:

- Viereck
- Dreieck
- Kreis
- Haus
- Ei
- ein Phantasiegebilde

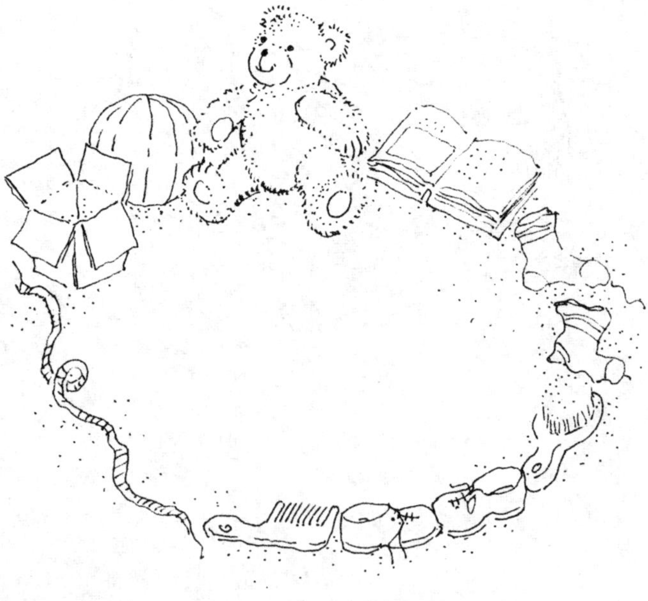

Übersteigen

Die Gruppe legt sich nebeneinander auf den Rücken. Zwischen den einzelnen Kindern besteht ein kleiner Abstand, so daß mindestens ein Fuß dazwischenpaßt.
Das Kind ganz links steht nun auf und steigt über die anderen Kinder hinweg, ohne diese zu berühren. Wenn es über das letzte hinweggestiegen ist, legt es sich wieder hin.
Danach ist das Kind an der Reihe, das jetzt ganz links liegt.
Varianten:

- die Kinder liegen auf dem Bauch
- man muß über die Beine steigen
- die Kinder liegen mit ausgestreckten Armen, über die gestiegen werden muß
- die Kinder liegen auf dem Bauch mit gespreizten Beinen, es darf nur über die Beine gestiegen werden
- zwei Kinder halten sich beim Übersteigen fest und gehen gemeinsam

Mit den Füßen greifen

Die Kinder sitzen barfuß im Kreis. Auf einer Decke in der Mitte liegt eine Anzahl von Gegenständen, die sich die Kinder nach und nach holen sollen.
Sie sollen dann an ihrem Platz ausprobieren, ob es ihnen gelingt, diese Gegenstände mit den Zehen zu greifen.
Im Sommer macht dieses Spiel auf dem Rasen besonderen Spaß, wenn die Kinder die Möglichkeit erhalten, mit den Zehen Gras auszurupfen.

Als Materialien sind geeignet:

- Bohnensäckchen
- Bierdeckel
- Korken
- Stifte
- Papierknäuel
- Wolle
- Seile

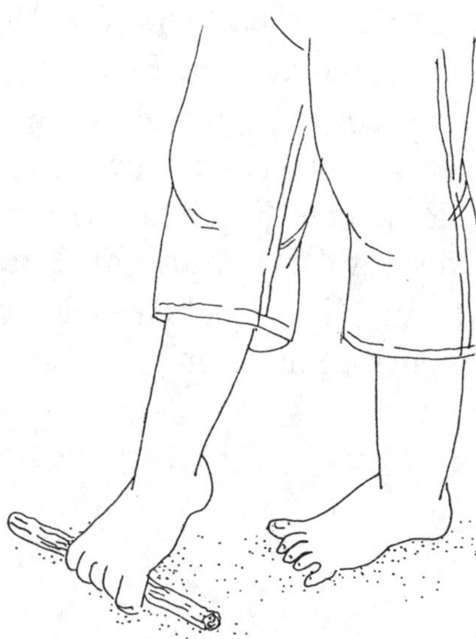

Der Wecker

Alle müssen den Raum verlassen. Der Spielleiter versteckt dann einen mechanischen Wecker irgendwo im Raum. Jetzt betreten die Kinder den Raum wieder und müssen ihn suchen.

Die Kinder werden nur in der Lage sein, diesen zu finden, wenn sie sich ruhig verhalten und auf das Ticken des Weckers achten.

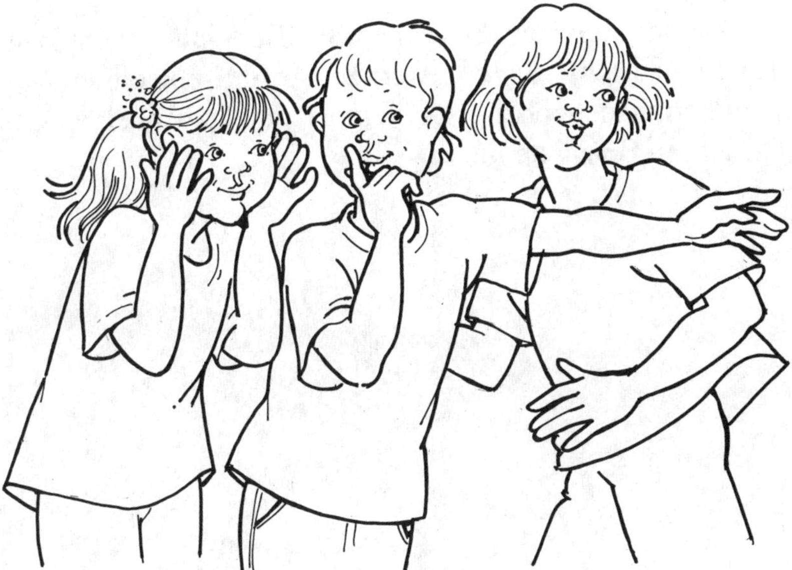

Fühlkasten

In einen Karton werden zwei handgroße Löcher geschnitten. In den Karton werden dann unterschiedliche Naturmaterialien wie Moose, Gräser, Steine, kleine Stöcke usw. hineingelegt. Die Kinder sollen mit ihren Händen fühlen und zuerst nur die Eigenschaften der Dinge, die sie betasten, benennen, also beispielsweise ob sie weich oder hart, feucht oder trocken sind.
Wenn die Kinder mit diesem Kasten schon etwas vertrauter sind, können sie anfangen zu raten, welchen Gegenstand sie befühlen und ihn zur Kontrolle herausnehmen.

Ein kleiner Hinweis: Beteiligen Sie die Kinder beim Bau des Fühlkastens, dadurch lernen sie die einzelnen Naturmaterialien noch besser kennen und haben einen intensiveren Bezug zu ihnen.

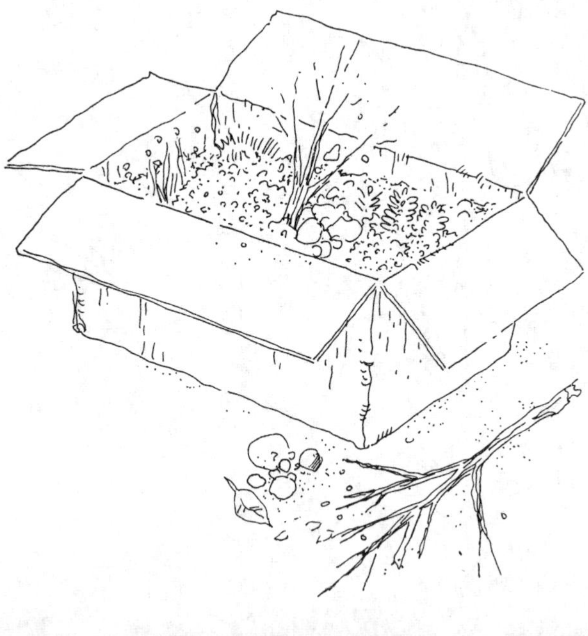

Wen fühlst du?

Die Kinder sitzen im Stuhlkreis zusammen. Ein Kind steht in der Mitte. Ihm werden die Augen verbunden. Danach wird es zu einem anderen Kind geführt. Mit den Händen soll es dessen Gesicht befühlen und dann raten, um wen es sich handelt.
Voraussetzung für dieses Spiel ist, daß sich alle mit Namen kennen.

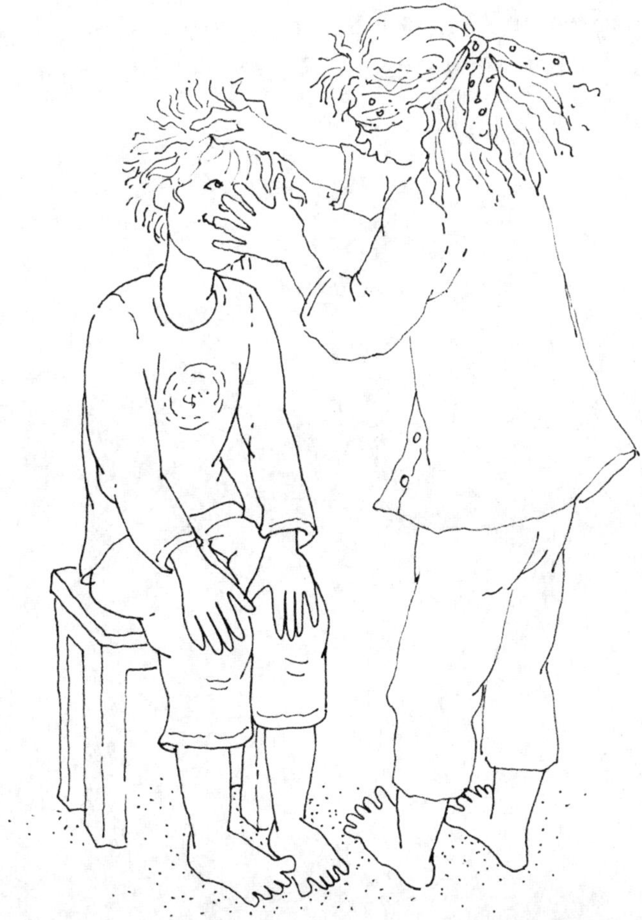

Steine

Es lohnt sich immer, einen Korb mit Steinen im Gruppenraum stehen zu haben.

- Im Sitzkreis können dann die unterschiedlichen Steine betrachtet und auf ihre Eigenschaften hin untersucht werden.
- Aus Steinen lassen sich Mosaike legen
- Aus Steinen können Figuren gelegt werden
- Mit Farben kann man auf Steine Gesichter malen

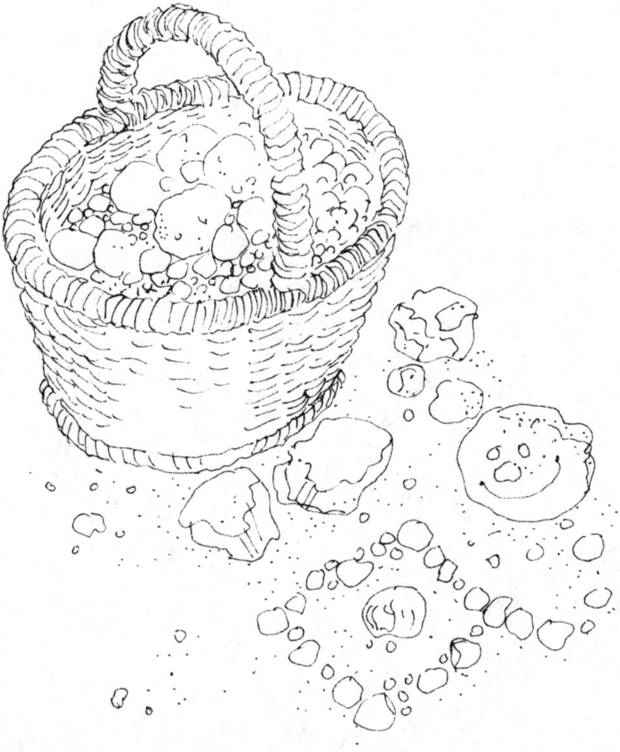

Tierstimmen lauschen

Ein Spaziergang in den Wald macht den Kindern immer Spaß. Damit es nicht bloß beim Spazierengehen bleibt, kann folgende Beobachtung vorgenommen werden.
Die Kinder sollen sich einmal ruhig in das Gras legen und den unterschiedlichen Geräuschen, die ein Wald von sich gibt, einmal lauschen.
Dabei kann dann über die Geräusche gesprochen werden oder die Kinder versuchen zu raten, um was für ein Geräusch es sich handelt.

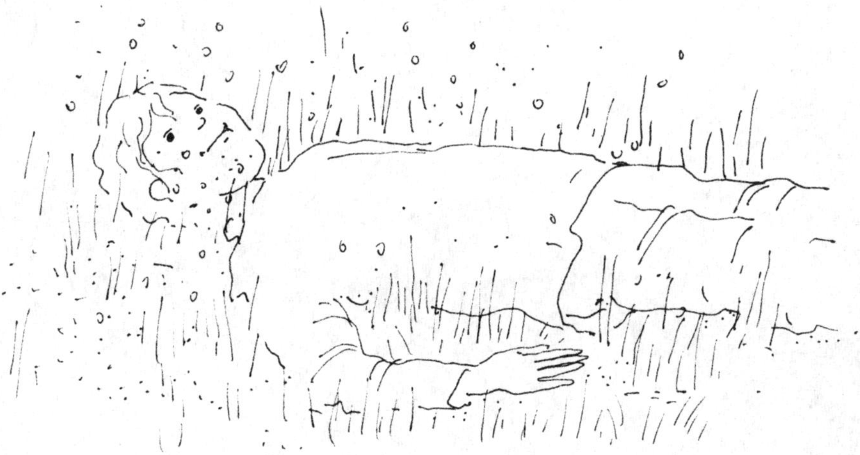

Pfützen ausmessen

Auch Regenwetter eignet sich für ruhige Spiele im Freien. Mit Gummistiefeln lernen die Kinder die Pfützen einmal anders kennen, wenn sie eine konkrete Aufgabenstellung erhalten.
Sie sollen einen Schritt vor den anderen setzen und die Pfütze mit ihren Füßen ausmessen. Gute Beobachter können darüber hinaus beim langsamen Gehen erkennen, daß eine Pfütze in der Mitte tiefer wird.

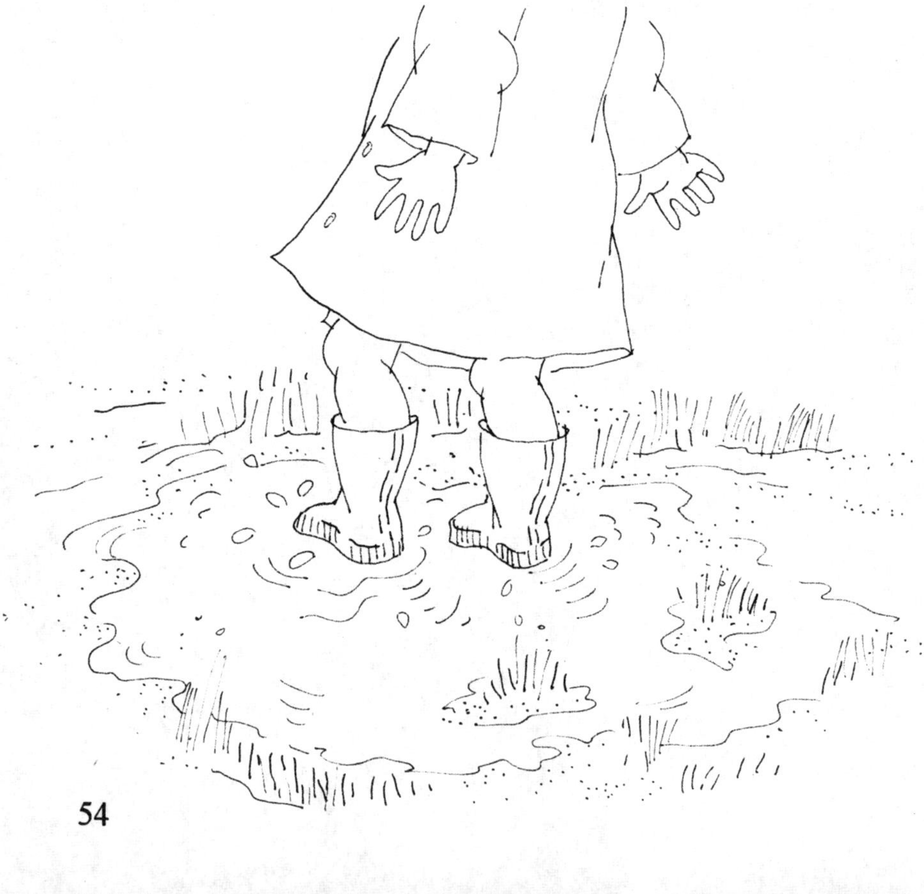

Balancierspiele

Damit das Balancieren gelingt, müssen sich die Kinder auf die Aufgabe konzentrieren. Deshalb sollten Balancierspiele auch immer mit viel Zeit und Ruhe verbunden sein. Wichtig ist auch, daß die Kinder sich barfuß bewegen, um den Untergrund besser wahrzunehmen.
Als Balanciermaterialien eignen sich:

- Reifen
- Bretter
- Stäbe
- Seile
- Steine, die aneinandergelegt werden
- Striche aus Kreide
- Baumstämme
- Papierstreifen uvm.

Geräusche raten

Alle Kinder bilden zusammen einen Kreis. Sie können dabei liegen, stehen oder sitzen. Die Augen sind geschlossen.

Der Spielleiter oder ein Kind macht mit einem Gegenstand Geräusche.

Wer errät, um welchen Gegenstand es sich handelt, macht das nächste Geräusch.

Hinweis: Vor Spielbeginn sollten die Gegenstände einmal gezeigt und benannt werden.

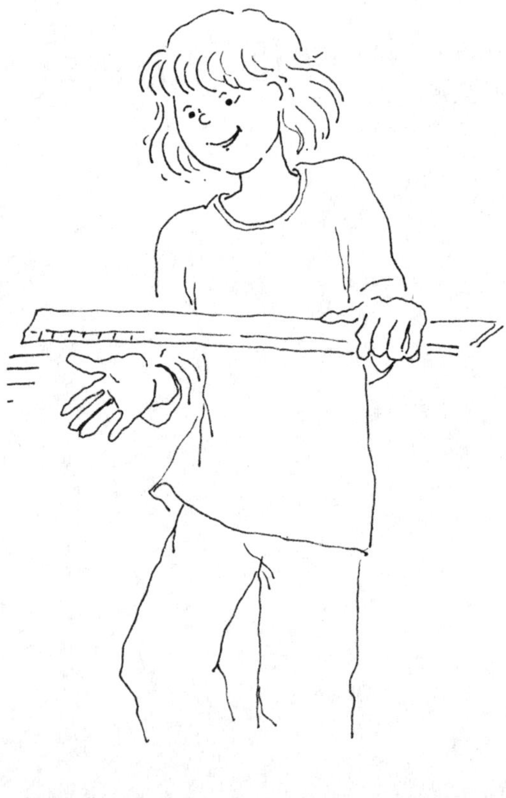

Geräusche mit Filmdosen

Filmdosen, in jedem Filmgeschäft erhältlich, werden mit Trockenerbsen, Reis, Sand usw. gefüllt und wieder geschlossen. Die Füllungen liegen noch ein weiteres Mal sichtbar auf dem Tisch.
Ein Kind nimmt sich nun eine Dose, schüttelt sie und stellt sie vor das jeweilige Material, Trockenerbse, Reis usw., also vor das Material, von dem es glaubt, daß es auch in der Filmdose vorhanden ist.
Danach ist das nächste Kind an der Reihe. Zum Schluß werden die Dosen geöffnet und nachgeschaut, ob alle richtig geraten haben.

Höhlen bauen

Der Wunsch, sich zurückzuziehen und Ruhe zu bekommen, steckt in jedem Menschen. Auch Kinder haben verstärkt dieses Bedürfnis. Sichtbar wird das daran, daß sie sich eine eigene kleine Welt erstellen, in die sie sich zurückziehen und von der sie glauben, daß niemand sie darin beobachtet.
Eine Höhle bauen wollen die meisten Kinder. Leider erhalten sie zu selten dafür Gelegenheit, weil diese oft auch Platz wegnimmt.
Lassen Sie es also wieder öfter zu, daß Kinder dieses Urbedürfnis mehr nutzen und bieten Sie verschiedene Alternativen an.

- Ein großer Karton wird zur Höhle umfunktioniert
- Eine Ecke im Raum wird mit einer Wäscheleine abgetrennt, über die Decken gelegt werden
- Über zwei Stuhllehnen wird ein Rundholz oder schmales Brett gelegt, worüber wiederum eine oder mehrere Decken gelegt werden
- Ein Tisch wird mit Decken zugehängt

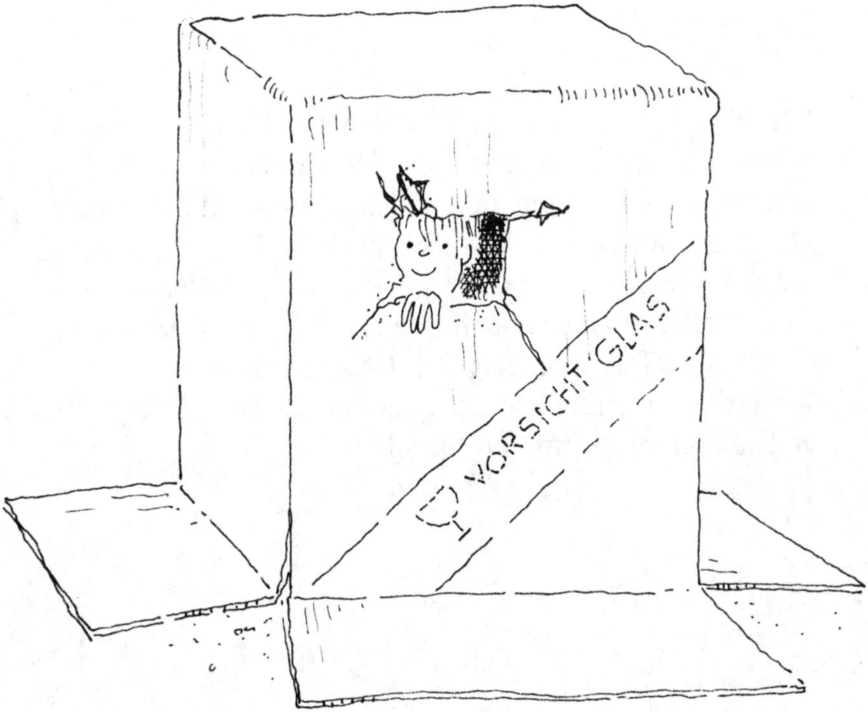
VORSICHT GLAS

„Minigolf“

Für dieses Spiel werden Tischtennisbälle und Ziele benötigt. Die Ziele bestehen aus Joghurtbechern oder kleinen Schachteln, in die gut ein Tischtennisball hineinpaßt. Die Ziele werden an verschiedenen Stellen des Raumes aufgebaut. Davor wird in abgemessenen Abstand eine Linie gezogen (Klebeband oder Kreide), von der aus die Kinder den Tischtennisball in das Ziel rollen.
Wem dies gelungen ist, der geht zur nächsten Station, bis er alle Stationen durchprobiert hat.

Helferspiel

Einem Kind werden die Augen verbunden. Sein Partner ist der Helfer. Der Partner muß nun das „blinde“ Kind durch den Raum führen, was besonders schwierig ist, wenn sich im Raum noch Gegenstände befinden oder sich weitere Paare durch den Raum bewegen, die nicht berührt werden dürfen.
Anschließend wird gewechselt.

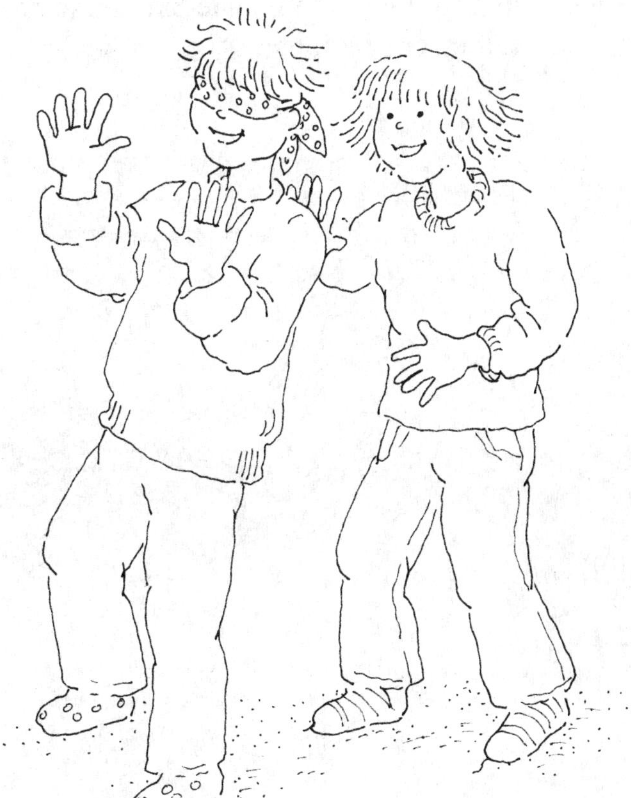

Gesprächsknäuel

Die Kinder sollen von zu Hause Dinge mitbringen, die ihnen besonders lieb sind. Sie sollen dann innerhalb des Gesprächskreises hierüber ihre Empfindungen und Gefühle ausdrücken, warum sie dieses Ding bevorzugen. Derjenige, der mit dem Reden an der Reihe ist, hält ein Wollknäuel in den Händen. Wenn er mit dem Erzählen fertig ist, behält er ein Stück Faden vom Knäuel in den Händen und rollt das Wollknäuel zu einem anderen Kind, das nun seinerseits berichtet.

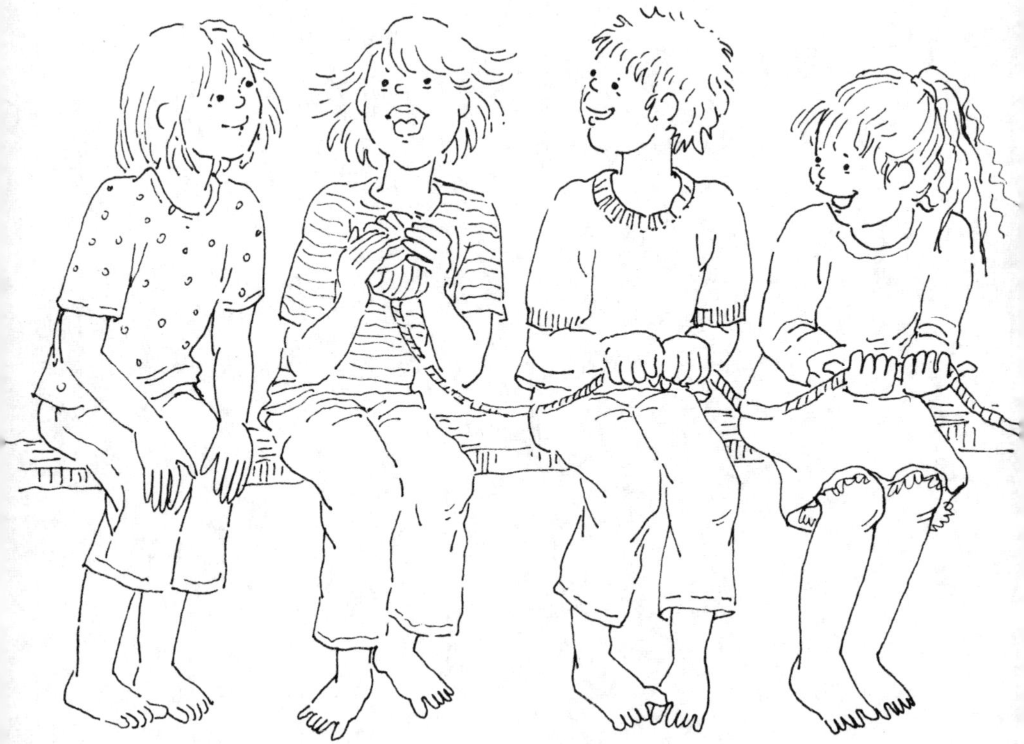

Zum Schluß entsteht eine Art Spinnennetz, das durch Aufwickeln wieder aufgelöst wird.
Auf diese Weise können viele Gespräche in einem Gesprächskreis geführt werden, da sich die Kinder sehr schnell an die Regel gewöhnen werden, daß nur derjenige reden darf, der auch das Wollknäuel hält.

Ruhige Bewegungsgeschichten

Bewegungsgeschichten erfordern von den Kindern sehr viel Konzentrationsvermögen. Wer nicht richtig zuhört, kann automatisch auch nicht richtig mitmachen, weil er nicht alles mitbekommt.
Bewegungsgeschichten, die zur Ruhe auffordern sollen, müssen von daher auch vom Inhalt so konzipiert sein, daß in dieser Geschichte viele ruhige Elemente enthalten sind.

Geschichten zu einem Bild verarbeiten

Die Erzieherin liest eine Geschichte vor, die die Kinder zu einem Bild umsetzen sollen. Hierfür können verschiedene Techniken und Materialien benutzt werden.

- Tuschen
- Mit Buntstiften malen
- Mit Filzstiften zeichnen
- Kleben
- Kneten

Ältere Kinder können auch versuchen statt des Inhalts der Geschichte, ihr eigenes Empfinden während des Vorlesens wiederzugeben.

Ballrollen

Ein Ball muß von seiner Höhe genau durch ein Hindernis hindurchrollen können. Die Breite ist nicht entscheidend. Hierzu muß man sich zunächst dieses Hindernis erstellen. Beispielsweise kann man zwei Kartons nehmen, über die ein Brett gelegt wird.

Die Kinder sitzen sich jetzt so gegenüber, daß auf der Hälfte zwischen ihnen das Hindernis steht. Ihre Aufgabe besteht nun darin, den Ball möglichst oft durch das Hindernis hin und her zu rollen, ohne daß das Brett herunterfällt.

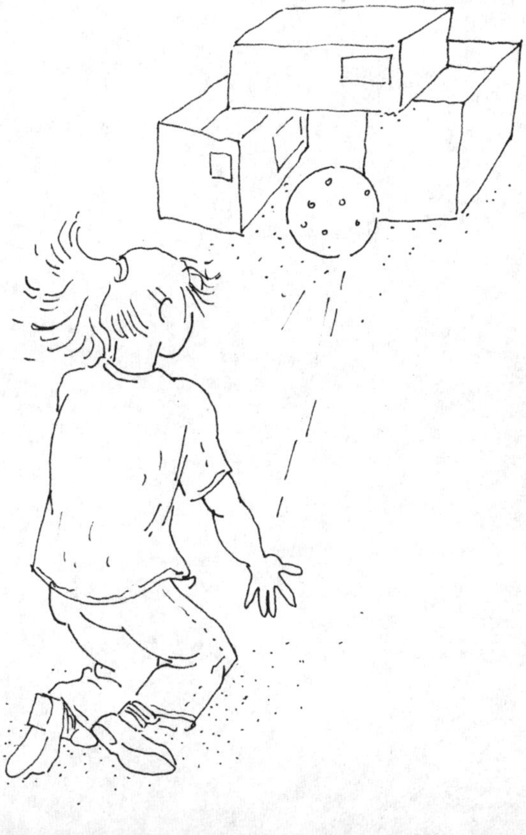

Mit den Füßen fühlen

Die Gruppe sitzt barfuß im Kreis. In der Mitte liegt eine Decke mit Gegenständen. Nun werden einem Kind die Augen verbunden.
Ein anderes Kind holt von der Decke einen Gegenstand, den das Kind mit den verbundenen Augen mit seinen Füßen befühlen muß. Es soll raten, um welchen Gegenstand es sich handelt.

Hinweis: Vor Spielbeginn empfiehlt es sich, alle Gegenstände einmal vorzustellen und durch die Kinder benennen zu lassen.

In der Natur sammeln

Wir machen gemeinsam einen Spaziergang in den Wald, zu einem Bach oder auf eine Wiese.
Die Kinder bekommen den Auftrag, auf diesem Spaziergang ein oder zwei Dinge, die sie finden, mitzunehmen.
Wenn die Gruppe wieder zuhause ist, werden alle Sachen auf einem Tuch ausgebreitet und betrachtet. Gemeinsam sprechen wir darüber, warum wir dieses Teil mitgenommen haben.
Anschließend können wir eine Collage daraus erstellen.

Variante: Es werden mehrere Gruppen gebildet, die zu verschiedenen Stellen gehen. Die Gruppen vergleichen anschließend ihre Funde.

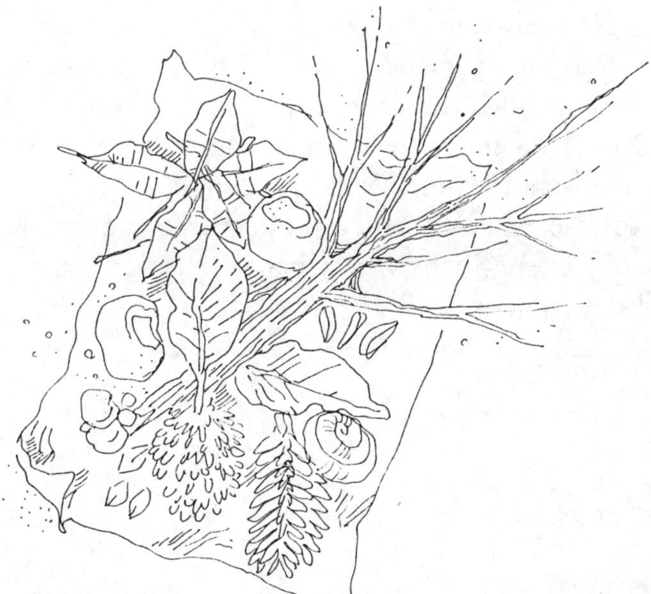

Insekten beobachten

Wir begeben uns mit unserer Gruppe in den Wald, auf die Wiese, an einen Bach oder bleiben einfach in unserem Garten.
Die Kinder erhalten den Auftrag, Insekten zu suchen und zu beobachten. Wer die kleinen Tiere gefunden hat, ruft die Gruppe zusammen und zeigt sie ihnen.
Anschließend können wir noch ein Bild malen.

Die Natur untersuchen

Im Wald gibt es immer viel zu entdecken. Gehen Sie mit der Gruppe an einen Platz, an dem sie viel Moos finden. Lassen Sie die Kinder dieses Naturmaterial befühlen, achten Sie aber auch darauf, daß nicht allzu viel zerstört wird, da auch in Moosen sehr viele Lebewesen wohnen.
Die Kinder sollen dann einfach nur einmal die Eigenschaften des Mooses benennen.
Auf diese Weise neugierig gemacht, werden Kinder sich auf weitere Suche in der Natur begeben und Interesse an ihr gewinnen.

Geschmacks-Kim

Die Gruppe sitzt im Kreis. Auf einer Decke sind verschiedene Lebensmittel auf Tellern verteilt. Einem Kind werden die Augen verbunden. Ein anderes nimmt nun ein Teil, das es ihm in den Mund legt. Dieses muß nun raten, was es zu Essen oder zu Trinken bekommen hat.
Hinweis: Vor Spielbeginn sollten alle Lebensmittel einmal vorgestellt und von den Kindern genannt werden.

Seh-Kim

Die Spieler befinden sich im Sitzkreis. Auf einer Decke liegen unterschiedliche Gegenstände, über die gesprochen wird und die von den Spielern benannt werden.
Dann schließen alle die Augen. Ein Kind nimmt einen Gegenstand von der Decke herunter, die anderen müssen raten, welchen es heruntergenommen hat.

Kim-Spiele gibt es in unterschiedlichen Variationen, die wir hier nicht im einzelnen alle aufführen wollen. Das Spiel oben soll nur ein Einstieg in das Thema sein. Da die Kinder sich alle bei derartigen Spielen stark konzentrieren müssen, kehrt schon von allein Ruhe in eine Gruppe ein.

„Blinder“ Baumeister

Einem Kind werden die Augen verbunden. Es soll nun mit Bausteinen einen möglichst hohen Turm bauen.
Dies kann auch mit anderen Materialien gespielt werden:

- Kartons
- Schachteln
- Filmdosen
- Stöckern

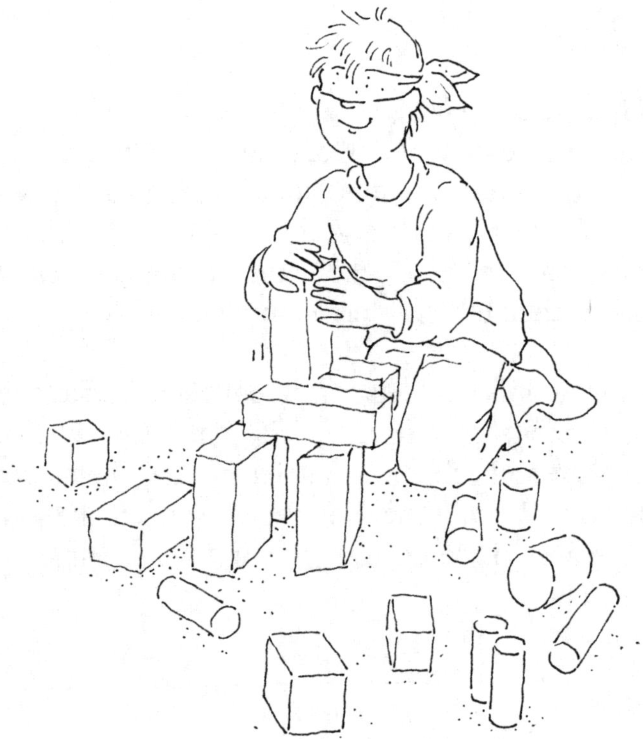

Wer ist herumgelaufen?

Die Spieler sitzen in einem Kreis. Alle schließen die Augen. Der Spielleiter geht herum und tippt ein Kind an, das sich einmal um den Kreis herum bewegt. Die anderen dürfen nicht gucken.
Nachdem sich das Kind wieder hingesetzt hat, müssen die anderen raten, wer um den Kreis herumgegangen ist.

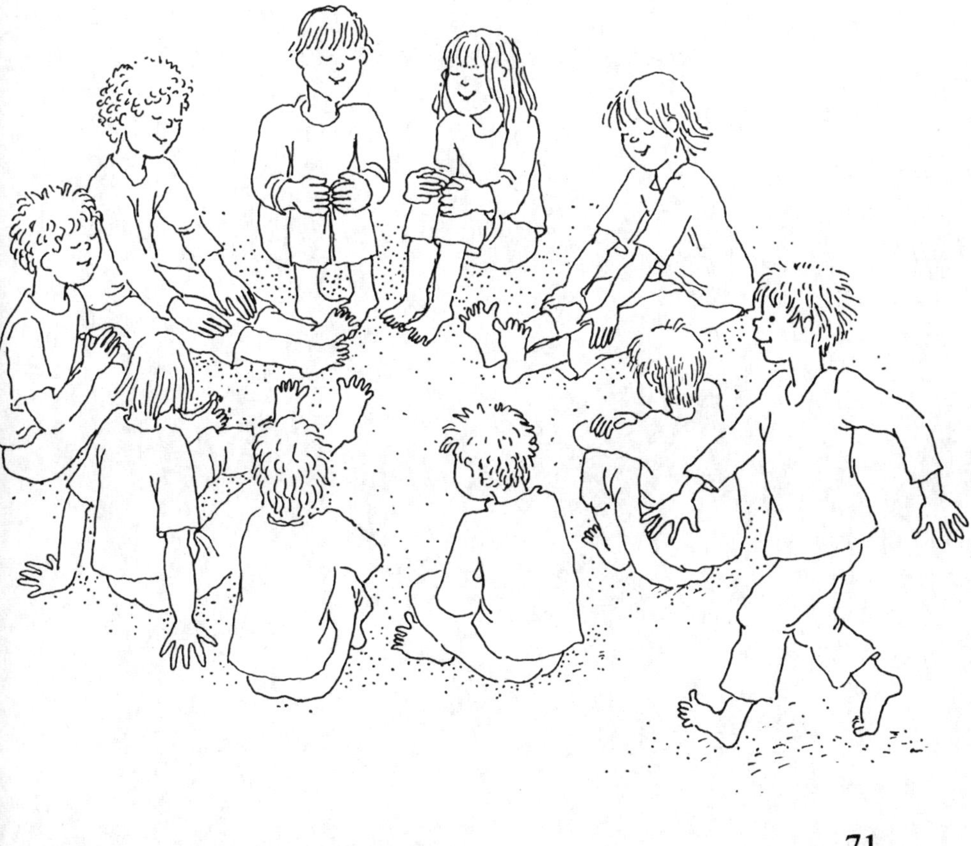

Wer steht hinter mir?

Die Kinder werden in zwei gleich große Gruppe aufgeteilt. Eine Gruppe setzt sich mit dem Gesicht zur Wand. Von der anderen Gruppe stellt sich jeweils einer hinter ein sitzendes Kind.
Die Sitzenden müssen nun raten, wer hinter ihnen steht. Danach wird gewechselt.

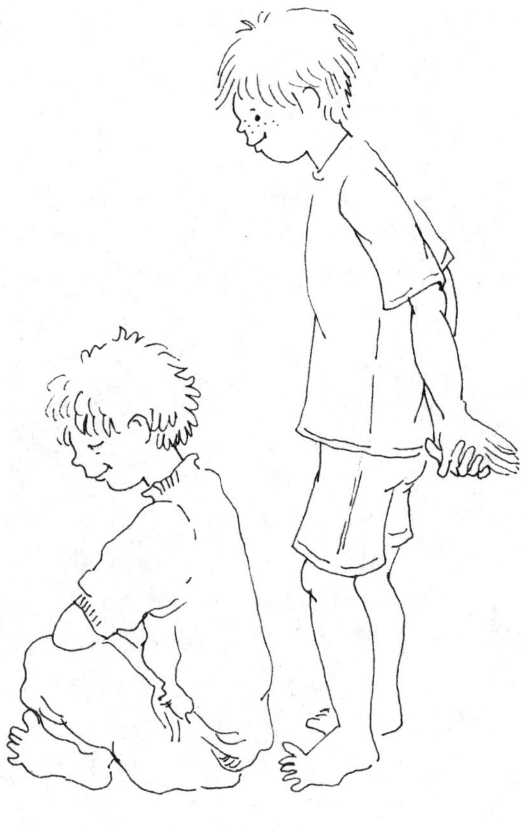

Körperwahrnehmung

Alle Spieler stellen sich im Kreis auf und schließen die Augen. Einer übernimmt die Spielleiterrolle und sagt an, welcher Körperteil wie bewegt werden soll. Die Augen bleiben während des gesamten Spiels geschlossen.

- Hebt das rechte Bein
- Bewegt den linken Fuß
- Stellt euch auf die Zehenspitzen
- Dreht euch einmal im Kreis
- Hebt den linken Arm hoch
- Beugt euch nach vorne
- Setzt euch vorsichtig auf den Fußboden
- Wackelt mit dem Kopf
- Klatscht einmal in die Hände
- Legt euch auf den Bauch
- Legt euch auf den Rücken
- Versucht einen Partner zu berühren
- Legt eine Hand auf den Kopf

usw.

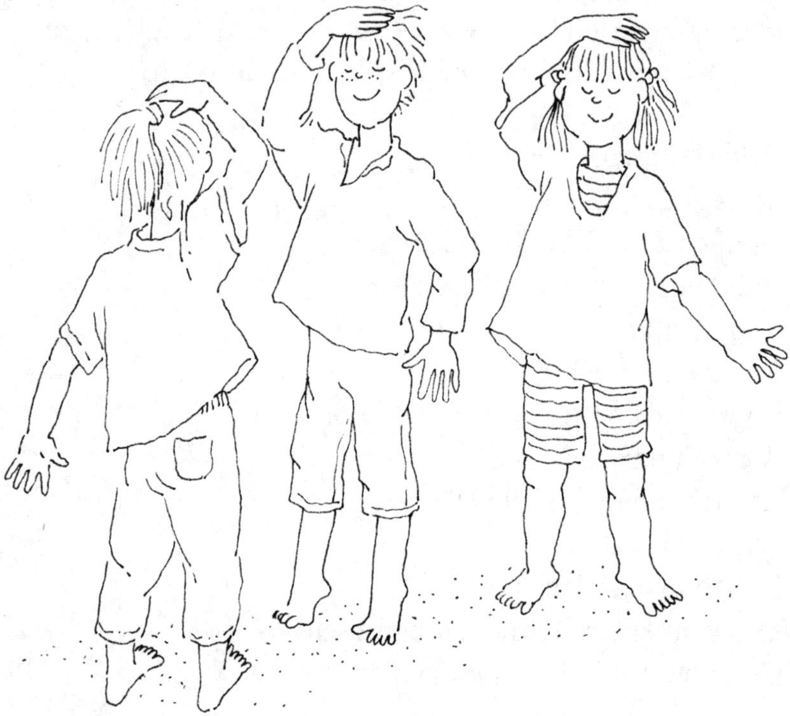

Zuordnen

Auf einem Tisch liegen Gegenstände, die zugeordnet werden müssen. Die Zuordnungen können selbst bestimmt werden nach

- Farben
- ihrem Zweck
- Größe
- Form

Die Münze im Glas

In ein Weckglas, das mit Wasser gefüllt ist, wird eine Münze hineingelegt.
Jedes Kind bekommt nun weitere Münzen, die es ebenfalls in das Glas hineinwerfen soll. Ziel des Spiels ist es, mit seiner Münze die erste zu treffen.
Jedes Kind sollte möglichst viele Versuche haben.

Der schlafende Wolf

Dieses Spiel wird draußen gespielt. Ein Kind spielt den schlafenden Wolf. Es muß sich vor seine „Höhle" legen und einen Knochen (Stock) bewachen. Der Wolf schläft, indem das Kind die Augen geschlossen hat. Die anderen Kinder versuchen dem Wolf den Knochen wegzustibitzen. Wenn der Wolf einen Anschleicher bemerkt, fängt er an zu knurren. Der Anschleicher muß dann umkehren. Gelingt es einem Kind, den Knochen zu erobern, so tauscht es mit dem Wolf die Rollen.

Farbtupfer im Wald

Im Wald werden auffällige Farbtupfer versteckt, die die Kinder auf einem Spaziergang suchen müssen. Dinge, die an einen Strauch oder Baum gehängt werden oder auf den Waldboden gelegt werden, könnten sein:

- Tücher
- Wollknäuel
- bunte Pappen
- Zeitungsschnipsel
- Luftballone
- Bälle

Nach dem Spaziergang daran denken, die Sachen wieder mitzunehmen.

Bär in der Höhle

Ein Bär sitzt in seiner Höhle, vor der ein Tuch hängt. Der Bär kann also die Kinder außerhalb nicht erkennen.
Die anderen möchten auch in die Höhle und setzen sich nacheinander vor diese. Einzeln singen sie dem Bären ein Lied vor. Wenn er ihre Stimme erkannt hat und ihren Namen sagt, dürfen sie ebenfalls in die Höhle und helfen dem Bären beim Raten.

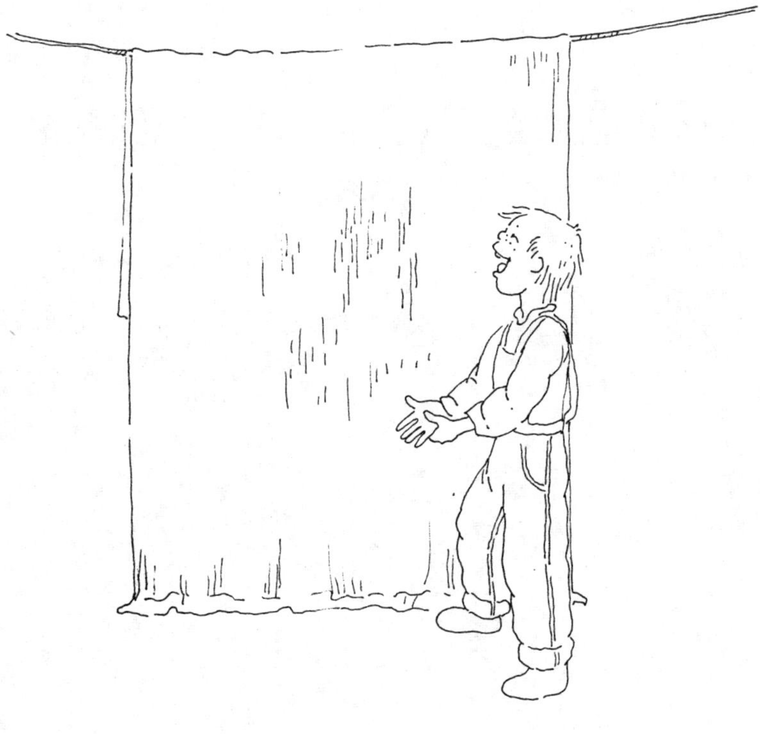

Experimentieren mit Kleister, Fingerfarbe, Sand usw.

Wenn Kinder im Sand mit Wasser matschen, entspannen sie sich. Eine ähnliche Wirkung hat das Matschen auf Papier. Man benötigt hierfür Kleister und Farben, die in den fertigen Kleister eingerührt werden. Jetzt können die Kinder auf Papier mit den Händen matschen, wie es ihnen gefällt.

Dasselbe läßt sich auch mit Fingerfarben durchführen.

Wenn Kinder noch nicht mit den Händen matschen möchten, können sie auch Pinsel nehmen oder mit Kämmen spuren auf dem Papier nachzeichnen.

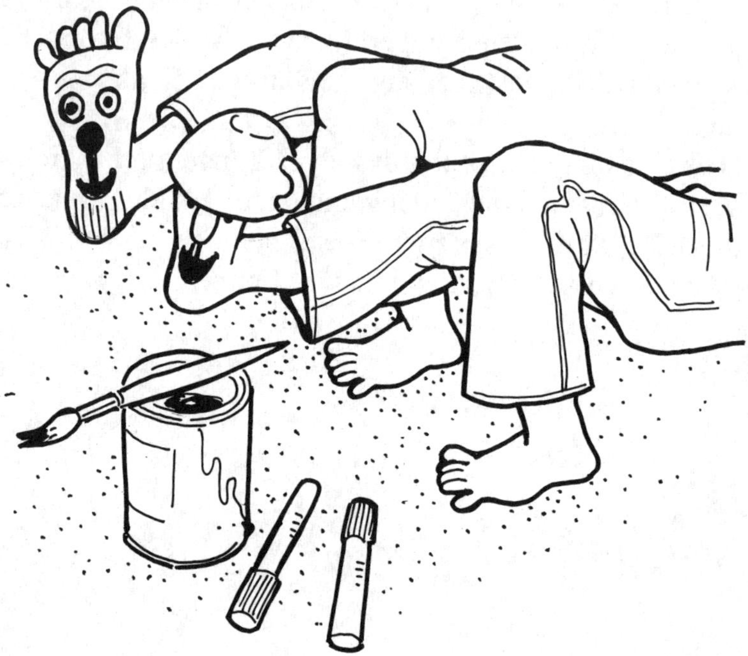

Fußspiele

Einige Spiele mit den Füßen haben wir bereits genannt. Jetzt geht es darum, daß man durch Spiele die Füße sensibilisieren kann.

- Die Kinder können sich allein oder gegenseitig mit Fingerfarbe, Tusche oder Schminke Gesichter auf die Füße malen, danach kann ein kleines Theaterstück mit diesen Gesichtern eingeübt werden
- Kleine Papierhütchen können auf die Zehen gesetzt werden und damit ein Stück geprobt werden. Kleine Dialoge wie „Guten Tag Frau ..., wie geht es ihnen", „Danke, sehr gut" und „Auf Wiedersehen" reichen den Kindern dabei aus
- Mit den Zehen können unterschiedliche Gegenstände aufgehoben werden (Tücher, Stifte, Kastanien, Eicheln usw.)
- Die Kinder können mit unterschiedlichen Gegenständen die Füße vorsichtig kitzeln, aber nur solange dieses nicht unangenehm für den einzelnen ist

- Unterschiedliche Fußgefühle können auch dadurch erzeugt werden, daß die Kinder warme und kalte Dinge nacheinander mit den Füßen fühlen (warmes Wasser, kaltes Wasser, eine Decke, kalter Fußboden usw.)

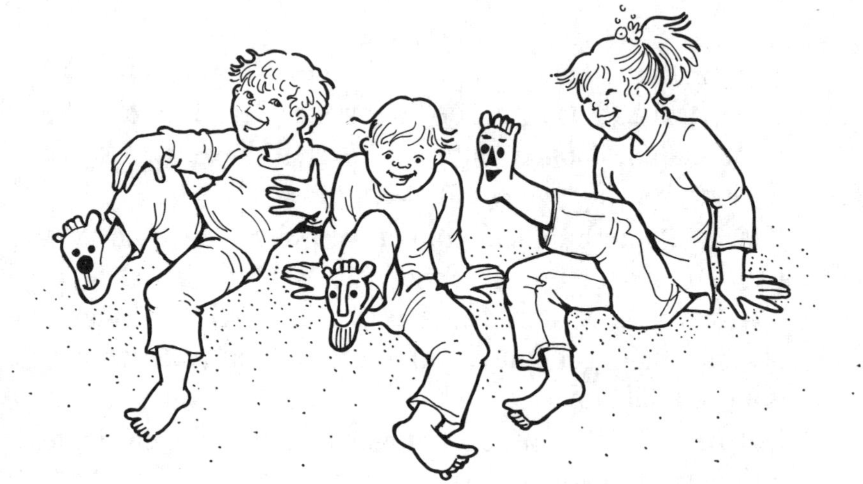

Weltkugel aus Gymnastikreifen

Vier bis acht Gymnastkreifen werden zu einer Kugel zusammengestellt. Die Kinder sollen nur durch die Zwischenräume der Kugel durchkriechen, ohne diese zu zerstören.
Bei einer größeren Gruppe bietet es sich an, mehrere Kugeln aufzubauen.
Das Spiel kann auch nur gelingen, wenn die Kinder nicht hektisch agieren, weil sie sonst gegen die Reifen stoßen und das Gebilde zusammenbrechen wird.

Gehen nach Signalen

Als Material wird eine Keksdose benötigt, über die die Erzieherin Signale an die Gruppe weitergibt. Die Signale müssen vor Spielbeginn den Kindern erklärt werden.

- Lautes Schlagen auf die Dose = schnelles Gehen
- Leises Trommeln auf die Dose = normales Gehen
- Streichen über die Dose = langsames Gehen
- Mit den Fingernägeln über die Dose streichen = Schleichen

Weitere Signale kann sich die Erzieherin mit den Kindern beim Spielen überlegen.
Die Kinder müssen beim Gehen leise sein, sonst werden sie die Signale nicht hören können.
Ein weiterer Tip: Die Kinder sollten möglichst barfuß laufen, um auch über die Füße das Geschehen wahrzunehmen.

Anne Patz, Jahrgang 61, langjährige Praxis als Sozialpädagogin und Erzieherin. Neben zahlreichen Veröffentlichungen in der Zeitschrift spielen und lernen, ist sie Mitautorin verschiedener Bücher im Ettlinger Verlag, u.a. Neue Bewegungsspiele sowie Spiel-Ideen mit Kartons.

Detlev Patz, Jahrgang 59, Lehrer und einige Jahre u.a. als hauptamtlicher Übungsleiter im Sportverein tätig, ist Verfasser vieler Artikel u.a. in der Zeitschrift Psychomotorik und spielen und lernen. Darüber hinaus ist er Mitautor der im Ettlinger Verlag erschienenen Bücher Spiel-Ideen mit dem Luftballon und Spiel-Ideen mit dem Ball.

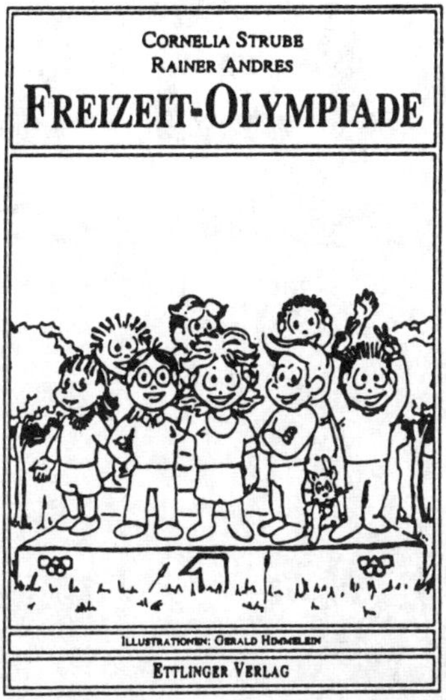

60 Seiten, A5, Durchg. illustr. von Gerald Himmelein.
ISBN 3-921850-58-4
DM 16.8o

1992 war Olympia-Jahr – der Ettlinger Verlag nutzte diese Gelegenheit, seine eigene „Olympiade" vorzustellen, gewissermaßen eine „Gegen"-Olympiade – *gegen* den Leistungsdruck, *gegen* horrende finanzielle Ausgaben, aber *für* eine phantasievolle Freizeitgestaltung, *für* Spaß und Vergnügen.

Auf 60 Seiten sind 68 Gruppenspiele und Aufwärmübungen versammelt, die meist im Freien, aber auch im Haus gespielt werden können. In jahrelanger Arbeit haben die Autoren, erfahrene Spielpädagogen, ihre beliebtesten Spiele zusammengetragen. Herausgekommen ist dabei eine umfangreiche Sammlung, bei denen es in erster Linie um den Spaß geht, nicht um das Gewinnen.

Freizeit-Olympiade ist ein Buch, das sowohl für Kinder als auch Erwachsene ausgelegt ist: die zahlreichen Illustrationen liefern Anreize zum Ausprobieren; die Texte bieten Anregungen zu Varianten und spielpädagogischen Zielen.

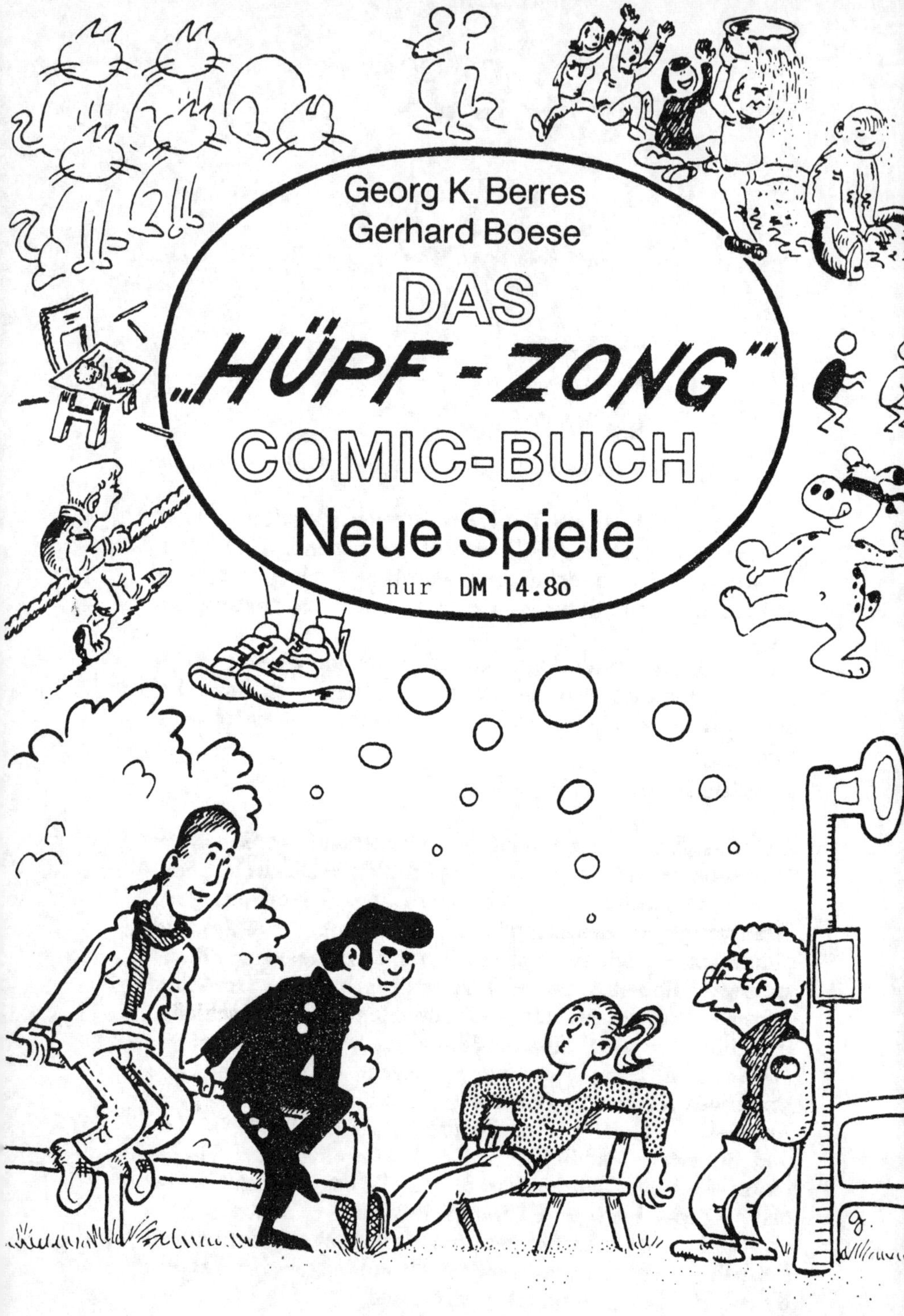
Georg K. Berres
Gerhard Boese
DAS
„HÜPF - ZONG"
COMIC-BUCH
Neue Spiele
nur DM 14.8o

KLEINES HANDBUCH KOOPERATIVER KINDERSPIELE

Mit diesem Bändchen stellen wir eine Pionierarbeit aus der Geschichte des kooperativen Spielens vor. Während das Aufkommen derartiger Spiele allgemein mit der Flower-Power-Bewegung in den USA um die Mitte der sechziger Jahre assoziiert wird („New Games"), entstand dieses Werk bereits im Jahre 1950 (!) als Forschungsbericht des Peace Research Laboratory in St. Louis (USA). Den heutigen Leser kann die Klarheit beeindrucken, mit der die beiden Autor/inn/en Ruth Cornelius und Theo F. Lentz bereits zu jener frühen Zeit die wesentlichen Strukturelemente des kooperativen Spielens identifiziert und in praktikable Spielanleitungen umgesetzt und auch das in dieser Art des Spielens enthaltene Potential an Menschenbildung und Lernförderung beschrieben haben. Sie stellen sogar ein Forschungsprogramm auf, um damit verbundene Einzelfragen zu klären – ein Programm, das uns inzwischen nicht mehr so revolutionär erscheinen mag, das aber in wesentlichen Teilen immer noch seiner Abarbeitung harrt.

63 Seiten,A5, DM 14.8o

ISBN 3-921850-52-5

Reisespiele für Unterwegs

Lars Hoffmann

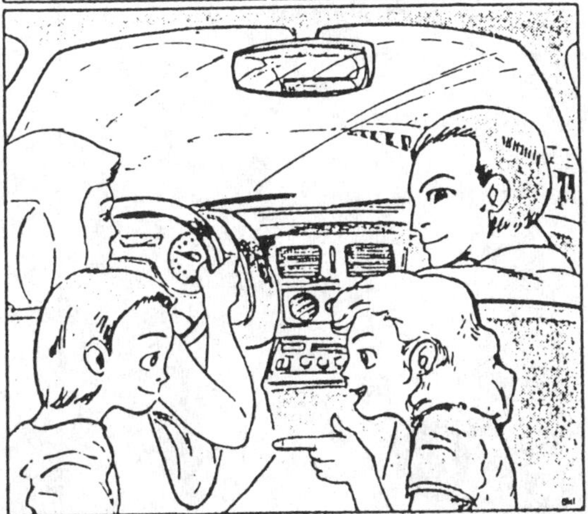

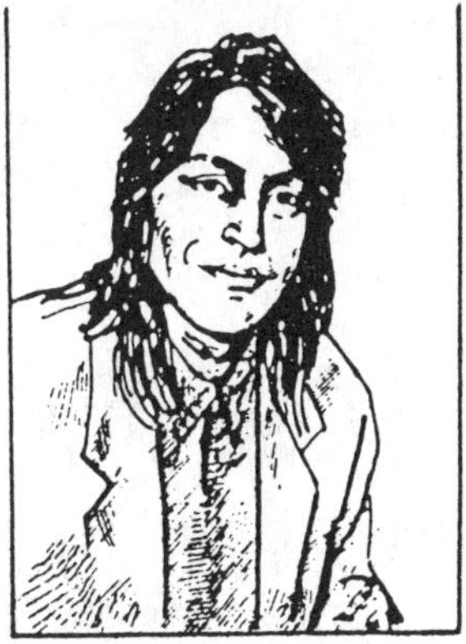

60 Kinderspiele zum Zeitvertreib

Kindern wird es auf langen Autofahrten oft langweilig. Um diesem Mißstand abzuhelfen, sind in diesem Buch über 6o praxiserprobte Spiele für Kinder ab 3 Jahre gesammelt,die sich besonders gut zum Zeitvertreib im Auto, Bahn usw. eignen.
Die Spiele können auf engsten Raum, ohne Vorbereitung und überwiegend ohne Material gespielt werden.Sie lassen sich leicht verändern und so dem Alter der spielenden Kinder anpassen.
Der Autor beschäftigt sich seit 5 Jahren als ehrenamtlicher Mitarbeiter eines Sportvereines mit Spielen für Kinder-und Jugendgruppen.
Das Buch ist übersichtlich nach Spielarten geordnet und in Altersgruppen eingeteilt.

Aus dem Inhalt:

Ratespiele - Knobelspiele
Erzählspiele-Singspiele
Suchspiele -Zahlenspiele
Konzentrationsspiele-
Wortspiele und andere

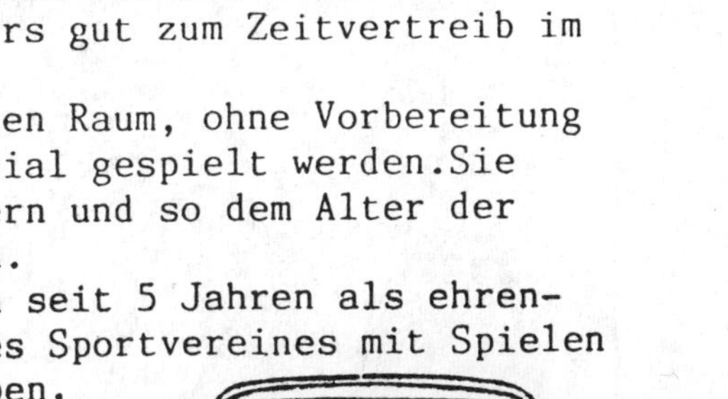

68 S. A5,61 Zeichn. DM 9.8o

ETTLINGER VERLAG

ISBN 3-921850-80-0

New Games vom Feinsten

Kreatives Bewegen

Ganzheitliches Körper- und Sinnestraining für Kindergarten, Hort, Grundschule, Gruppen, Freizeiten und Spielveranstaltungen

Aus dem Amerikanischen von Helmut Richter
112 S., A5, 4 f. Umschlag
ISBN 3-921850-03-07
DM 19,80

Kooperation mit der Pädagogischen Aktion SPIELkultur e. V., München

BILL MICHAELIS, DER GROSSE ANREGER

Bill Michaelis ist Professor für Rekreation und Freizeit an der San Francisco State University und Direktor der internationalen Organisation „Children together" für Spielereignisse und Spielleitertraining. Als Mitbegründer inzwischen weltweit verbreiteten „New-Games-Bewegung" ist er auch Vorstandsmitglied und nationaler Trainer der „New Games Foundation".

Bill Michaelis hat einen reichen Fundus von Themen, Erfahrungen, Spielen und Spielinszenierungen für alle Altersstufen. In den USA organisiert er jede Menge Workshops, Präsentationen und Spielfeste. In seiner Heimat Pacifica bei San Francisco ist er Leiter der Strand-, Park- und Erholungskommission und in der Kommunalpolitik engagiert.

Bills „presentations" und „playleadership training" sind voller Humor, Inspiration, Interaktion und geben praktische Hilfen sowohl für das persönliche wie das professionelle Leben.

Kinder im Vorschul- und Grundschulalter erfahren in diesem Buch durch kreative Bewegungsübungen, eine ganzheitliche Förderung ihrer körperlichen, sinnlichen, emotionalen und geistigen Fähigkeiten. Im Mittelpunkt steht das Vorstellungsvermögen für Raum, Bewegung und Rollenverhalten. Es werden Aktivitäten im Gruppen- und Partnerverbund entwickelt, die von einfachen Übungen in Phantasie oder körperlicher Geschicklichkeit bis zu ausgelassenen Gruppenspielen reichen und fast ohne materielle Hilfsmittel auskommen. Alle Vorschläge sind vom Geist der Kooperation geprägt, der in den Kindern aus dem Vertrauen in die anderen das Selbstvertrauen erwachsen läßt.